_____ 님의
빠른 쾌유를 기원합니다.

_____ 드림

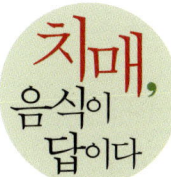

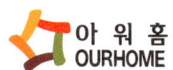 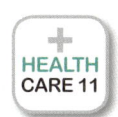

치매를 예방해주는 48가지 뇌 건강식

치매, 음식이 답이다

한설희, (주)아워홈 지음

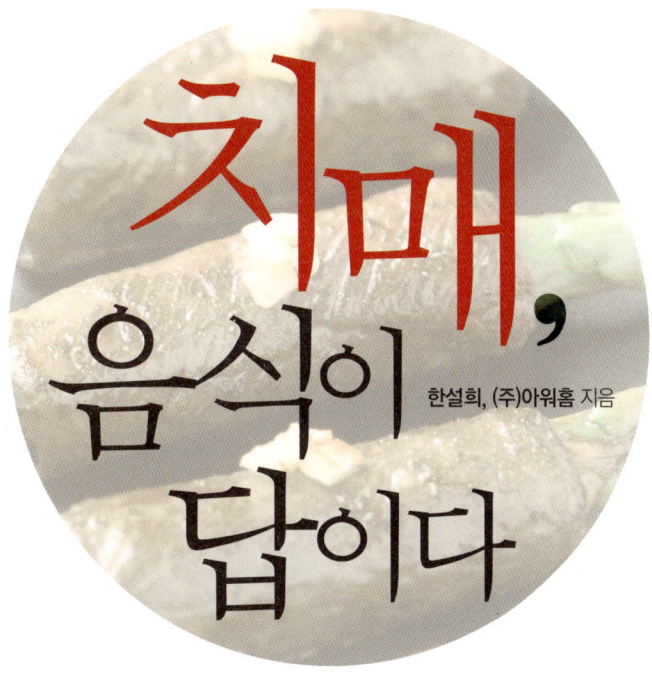

Prologue

지난 반 세기에 걸쳐 이루어진 의학의 비약적인 발전과 풍요로운 삶에 힘입어 우리에게 고통을 주던 수많은 질환들이 정복되었다. 이는 자연스럽게 평균수명의 연장으로 이어졌고, 이제 누구나 오래 살 수 있는 세상이 되었다. 인생 백세 시대homo-hundred가 도래한 것이다.

그러나 일찍이 벤자민 프랭클린Benjamin Franklin이 예견하였던 것처럼 단순히 오래 사는 것이 좋은 것이 아니라, 얼마나 건강하게 오래 사느냐가 더욱 중요하다. 오늘날 지구상 대부분의 나라는 노인 인구가 급격히 증가함에 따라 인구의 고령화가 빠르게 진행되면서 크나큰 사회적·경제적 파장에 직면하고 있다. 인구의 고령화에 따르는 필연적인 결과로 노화와 관련된 질환의 발생이 더불어 늘어가고 있기 때문이다. 사람이 세상에 태어나면 죽음과 세금은 피할 수 없다는 우스갯소리가 있다. 그런데 우리가 피할 수 없는 또 다른 하나는 바로 노화, 즉 늙어감이다.

우리가 노인이 되어 가장 두려워하며 걸리고 싶지 않은 질환을 두 가지 든다면 치매와 뇌졸중일 것이다. 두 질환 모두 건강히 유지되던 뇌가 후천적으로(어쩌면 우리가 잘못 관리한 결과로) 손상되어 생기는 병이다. 뇌졸중은 뇌혈관이 막히거나 파열되어 수 분 또는 수 시간에 걸쳐 반신 마비, 언어장애, 보행 이상과 같은 신경기능 결손이 매우 빠르게 나타나는 급성 질환이다. 이와는 대조적으로 치매는 신경세포가 오랜 세월에 거쳐 반복적으로 손상되다가 노년기에 들어서 서서히 증상이 나타나는 대표적인 만성 퇴행성 뇌 질환이다. 실제로 얼마 전 실시한 조사에서 '우리나라 어르신들에게 가장 걱정되는 질환이 무엇인가?' 라는 질문에 치매가 가장 많은 대답을 차지했다고 한다.

이 책에서는 치매를 중심으로 이야기를 풀어가려 한다. 즉, 치매가 무엇이고 왜 생기는가? 치매는 치료되는 병인가? 치매는 예방이 가능한가? 등의 궁금한 점들을 알아보려 한다. 그러나 불행하게도 현재까지 노인성 치매의 대표적인 질환인 알츠하이머병은 그 진행을 멈추거나 악화되는 속도를 늦출 수 있는 효과적인 치료제가 없다. 하지만 다행스럽게 그동안의 영양과학 연구 결과로 인해 인지기능 저하와 알츠하이머병 발생 위험을 줄일 수 있는 식사습관 및 영양인자들이 밝혀지고 있다. 평생 동안 생생하고 또렷한 기억을 잘 유지하고 사는 사람과 그렇지 못한 사람에게서 가장 두드러지게 나타나는 차이점은 다름 아닌 식습관과 평소의 생활습관이라는 것이 여러 연구의 공통된 결론이다.

실제 임상 현장에서 병의 진행을 멈출 수 있는 치료법이 개발되지 않은 채 점차 증상이 악화되어 가는 환자를 속절없이 지켜볼 수밖에 없는 현실이 매우 안타깝다. 그렇다면 애초에 치매의 발병 위험을 줄일 수는 없을까? 이에 대한 해답은 바로 건강한 생활습관과 두뇌 건강식에 있다. 신경과학자로서, 신경과 전문의로서 건강한 식습관이 우리의 신체 건강은 물론 뇌 건강을 지켜서 치매의 발생 위험을 낮출 수 있을 것이라는 믿음을 가지고 있다. 독자 여러분들은 이 책을 통해서 어렵지 않게 인생의 황혼기까지 치매 없이 뇌 건강을 유지할 수 있는 방법을 알아낼 수 있을 것이다.

건국대학교병원 원장 한설희

Prologue

고령화 사회는 전 세계적으로 이슈가 되고 있습니다. 그 중 대한민국은 여타 선진국과 대비하였을 때 비교적 빠른 속도로 고령화 시대를 맞이하고 있습니다. 치매는 고령화 시대의 가장 무서운 질환 중 하나이며, 아직 정확한 치료법이 없어 예방이 최우선시 됩니다. 실제로 많은 분들께서 걱정하고 계시는 치매는 규칙적인 운동과 건강한 식생활을 통해 위험인자를 제거함으로써 발생확률을 현저히 낮출 수 있다고 많은 전문가들이 조언하고 있습니다.

본 도서는 퇴행성 뇌 질환과 치매 치료의 권위자인 한설희 박사의 치매 예방을 위한 효과적인 식습관 및 영양에 대한 연구결과를 바탕으로 구성되었습니다. 계절 식재를 활용한 치매 예방 48가지 메뉴를 전문 조리사들의 연구를 통해 간편하고 쉽게 조리할 수 있는 레시피로 개발하여 수록하였으며, 본 도서를 출판하는 데 아워홈이 함께 할 수 있어 기쁘게 생각합니다.

아워홈은 지난 30여 년간 Food Service 사업을 중심으로 식자재 유통, 외식, 식품사업 등을 전개하는 종합식품 기업으로서, 최첨단 R&D 시설을 바탕으로 위생적이고 수준 높은 식문화 제공을 위해 노력해 왔습니다. 또한 건강한 병원식 및 영양식 개발 등은 물론 축척된 노하우를 바탕으로 건강한 먹거리를 즐길 수 있는 요리 도서를 출간하는 등 국민 건강 증진을 위해 힘쓰고 있습니다.

인생 백세 시대에 작게나마 본 도서가 독자들의 건강한 삶을 유지하는 데 도움이 될 수 있기를 바라며, 좋은 식습관을 통해 무병장수의 첫걸음을 시작해보시기 바랍니다.

(주)아워홈 대표이사 이승우

Contents

1 치매란 무엇인가?

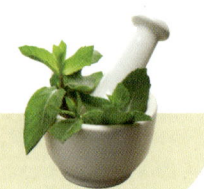

- 14　치매란 무엇인가?
- 14　치매는 얼마나 흔한 질환인가?
- 15　단순 건망증과 치매에 의한 기억장애는 어떻게 다른가?
- 16　치매를 의심할 수 있는 초기 증상은 무엇인가?
- 17　치매는 유전되는가?
- 17　초로기 치매(젊은 치매)란?
- 18　치매도 예방이 가능한가?
- 19　신경세포 사멸이란?
- 20　신경세포 사멸은 왜 일어나는 것일까?
- 24　치매의 조기 발견
- 25　치매에 걸리기 쉬운 생활습관
- 27　작은 생활습관부터 고쳐보자

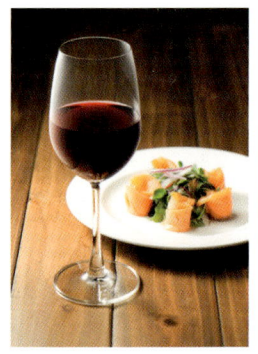
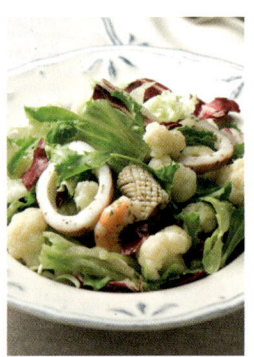

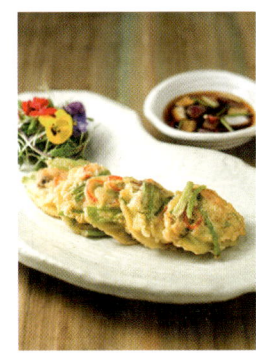
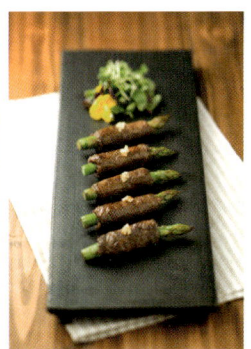

2 치매를 예방해주는 뇌 건강식

- 32 우리 몸은 우리가 먹는 '음식 그 자체'이다
- 36 뇌 건강에 가장 중요한 영양소 –비타민 B 복합체–
- 38 타임지가 선정한 10대 슈퍼 푸드
- 39 치매를 예방해주는 48가지 뇌 건강식

Spring

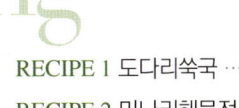

봄에 좋은
뇌 건강식

- RECIPE 1 도다리쑥국 …… 42
- RECIPE 2 미나리해물전 …… 44
- RECIPE 3 두릅파프리카무쌈말이 …… 46
- RECIPE 4 고들빼기김치 …… 48
- RECIPE 5 냉이참깨죽 …… 50
- RECIPE 6 달래봄동무침 …… 52
- RECIPE 7 소고기아스파라거스말이 …… 54
- RECIPE 8 완두콩수프 …… 56
- RECIPE 9 주꾸미샐러드 …… 58
- RECIPE 10 바지락무침 …… 60

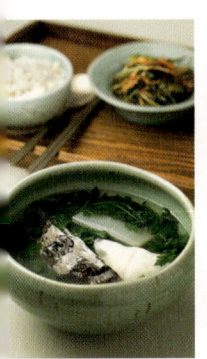
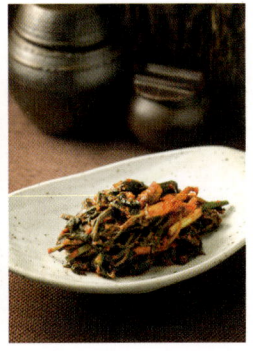

Summer

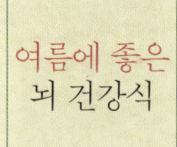
여름에 좋은
뇌 건강식

RECIPE 1 도라지오이생채 …… 64
RECIPE 2 애호박고기박이찜 …… 66
RECIPE 3 팽이버섯가지롤구이 …… 68
RECIPE 4 부추잡채 …… 70
RECIPE 5 복분자소스수박화채 …… 72
RECIPE 6 토마토스크램블에그 …… 74
RECIPE 7 피망완자전 …… 76
RECIPE 8 깻잎말이김치 …… 78

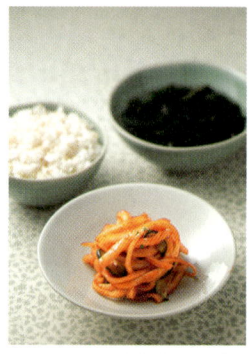

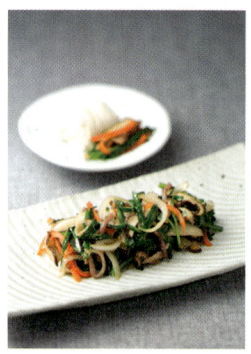

Fall

가을에 좋은
뇌 건강식

RECIPE 1 고구마영양밥 …… 82
RECIPE 2 토란들깨탕 …… 84
RECIPE 3 송이버섯국 …… 86
RECIPE 4 단감김치 …… 88
RECIPE 5 대하찜 …… 90
RECIPE 6 고등어조림 …… 92
RECIPE 7 연어스테이크 …… 94
RECIPE 8 생강계피배숙 …… 96

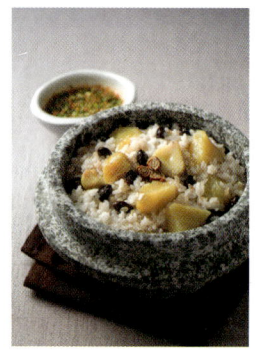
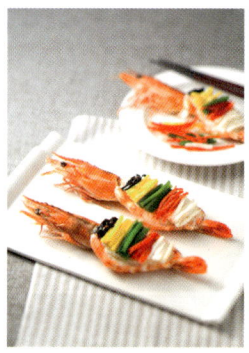
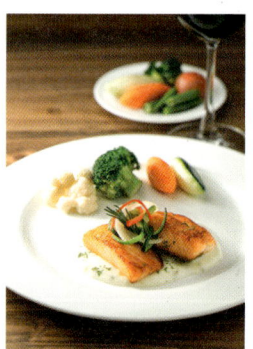

Winter

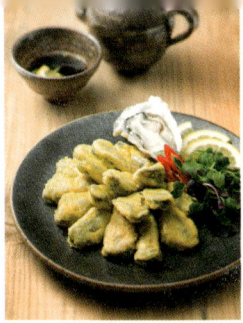

겨울에 좋은 뇌 건강식

RECIPE 1 연근땅콩잣조림 …… 100
RECIPE 2 굴전 …… 102
RECIPE 3 우엉김치 …… 104
RECIPE 4 매생이굴죽 …… 106
RECIPE 5 브로콜리메추리알꼬치 …… 108
RECIPE 6 콜리플라워해산물샐러드 …… 110
RECIPE 7 홍합미역국 …… 112
RECIPE 8 생대구찜 …… 114
RECIPE 9 황태해장국 …… 116
RECIPE 10 더덕구이 …… 118

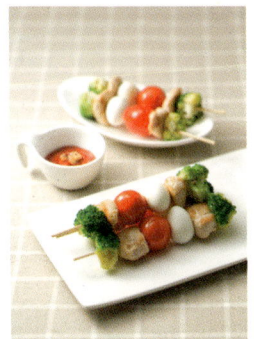

Four Seasons

사계절 내내 좋은 뇌 건강식

RECIPE 1 해물카레볶음밥 …… 122
RECIPE 2 현미약밥 …… 124
RECIPE 3 호밀빵호박수프 …… 126
RECIPE 4 청국장쌈 …… 128
RECIPE 5 나박김치 …… 130
RECIPE 6 두부야채샐러드 …… 132
RECIPE 7 콩나물육회비빔밥 …… 134
RECIPE 8 애플시나몬티 …… 136
RECIPE 9 메밀국수 …… 138
RECIPE 10 표고버섯전골 …… 140
RECIPE 11 견과류단호박찜 …… 142
RECIPE 12 연어샐러드와 레드와인 …… 144

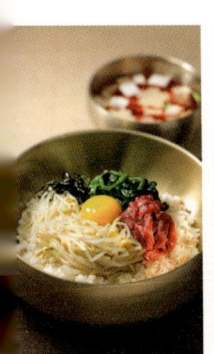
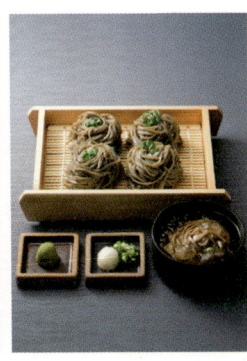

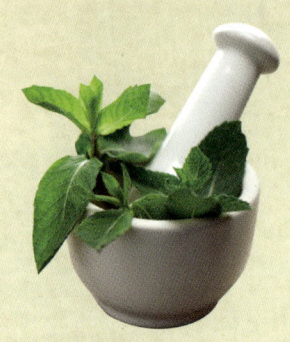

태어날 때부터 지적 능력이 모자라는 경우를 정신지체라고 부르는 반면, 정상적인 생활을 해오던 사람이 살아가면서 다양한 원인에 의해 뇌조직, 즉 신경세포가 손상되어 기억력을 포함한 두 가지 이상의 인지기능 장애가 지속적으로 발생하는 상태를 의학적으로 치매라 일컫는다.

DEMENTIA

1

치매란 무엇인가?

| 우리가 알아야 할 치매에 관한 의학 상식 |

1 치매란 무엇인가?

치매 dementia라는 용어는 'de out of mens mind ia state of'라는 라틴어에서 유래된 것으로, 본래는 '정신이 없어진 상태'라는 의미를 갖고 있다. 태어날 때부터 지적 능력이 모자라는 경우를 정신지체라고 부르는 반면, 정상적인 생활을 해오던 사람이 살아가면서 다양한 원인에 의해 뇌조직, 즉 신경세포가 손상되어 기억력을 포함한 두 가지 이상의 인지기능 장애가 지속적으로 발생하는 상태를 의학적으로 치매라 일컫는다. 여기서 인지기능이라 함은 기억력, 주의력, 계산능력, 시공간 지각력(낯선 곳에서 길을 찾을 수 있는 능력) 그리고 말하기, 쓰기, 읽기를 포함한 언어능력, 판단력, 계획력, 추론력 등의 집행기능 등 사람만이 가질 수 있는 대뇌고등기능을 말한다. 따라서 인지기능의 상실이 일상생활에 상당한 지장을 초래할 정도여야 하고, 의식은 또렷하게 유지된 상태라야 치매라 정의할 수 있다.

2 치매는 얼마나 흔한 질환인가?

치매는 나이가 들어가면서 발생 빈도가 높아지는 대표적인 노인성 질환이다. 60세 전후에는 치매 발병률이 약 1~2%에 불과하지만 65세가 넘으면 나이가 5세 늘어날 때마다 발병률이 2배씩 증가하여 만 85세에 이르면 약 47%로, 거의 2명 중 1명은 치매 환자가 된다. 지금 이 시간에도 약 15분마다 1명의 치매 환자가 발생하고 있다. 우리 나라 치매 환자의 경우 약 70% 이상이 알츠하이머병, 15.5%는 혈관성 치매가 발병 원인이다. 그럼 지금부터는 치매의 주요 원인인 알츠하이머병을 위주로 설명하기로 한다.

3 단순 건망증과 치매에 의한 기억장애는 어떻게 다른가?

일반인들이 가장 궁금해하는 질문일 것이다. 치매의 초기 증상으로는 기억장애, 특히 최근의 기억이 문제가 된다. 이는 '해마'라고 불리는 우리 뇌 안에 있는 기억 중추 기관의 기능이 떨어져서 발생한다. 해마는 주로 기억을 등록하는 일을 하는데, 다른 말로는 기억의 입력장치라 할 수 있다. 누구나 나이가 들어가면 해마의 기능이 점차 감소하고 새로운 사실이나 지식 입력의 효율성이 떨어지게 된다. 따라서 새로운 기억을 저장하기 위해서는 젊었을 때에 비해 더 많은 주의 집중과 반복적인 노력이 필요하다.

건망증은 단순 건망증과 치매로 발전될 가능성이 높은 병적 건망증으로 나눌 수 있다. 단순 건망증은 대부분 주의 집중력이 떨어져 동시 수행 능력(동시에 여러 가지 일을 하는 것, 예를 들면 음식을 조리하면서 세탁기를 돌리고 청소를 하는 것)이 불안정하여 나타난다. 이미 입력된 정보나 기억을 찾아내는 데 어려움이 있어 어떤 사건이나 사실의 세세한 부분은 잘 기억하지 못할 수 있으나, 중요한 내용에 대해서 잘 파악하고 있으며 힌트를 주면 모든 사항을 상세히 기억해 낼 수 있다.

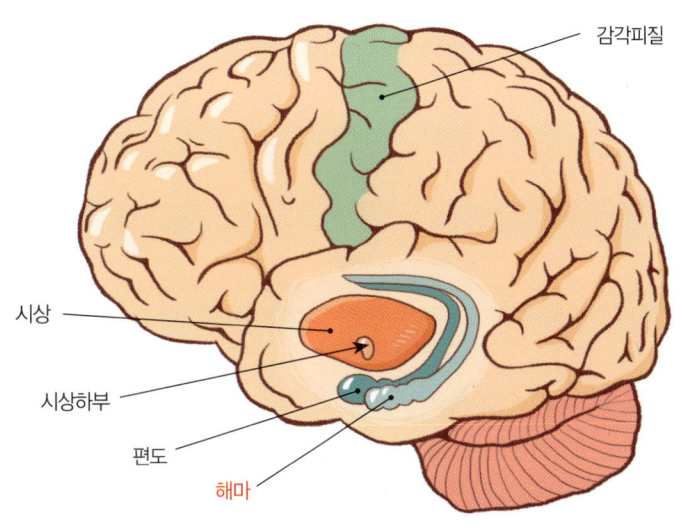

〈기억 중추인 해마* 및 연관된 구조물〉

*해마: 모양이 해양 생물인 해마와 닮아서 붙여진 이름

이에 반해 치매 초기에 나타나는 병적 건망증은 새로 알게 된 정보나 습득된 지식이 아예 입력이 되지 않아 일의 중요한 핵심을 기억하지 못하고, 힌트를 주어도 올바르게 기억하지 못한다. 즉, 돌아서면 잊게 되어 같은 질문을 반복하거나 방금 한 이야기를 되풀이하게 되는 것이다.

4 치매를 의심할 수 있는 초기 증상은 무엇인가?

먼저 일상생활 activities of daily living에서 드러나는 초기 증상으로는 몸치장(목욕, 화장), 옷 입기, 집안살림(음식 조리, 세탁, 청소, 설거지 등), 용돈관리, 익숙히 사용하던 가전기구 사용 등에서 이전에 비해 눈에 띄게 서툴러지는 경우가 많다. 그리고 성격이 변화하여 우울해지거나 참을성이 없어지기 때문에 작은 일에도 화를 잘 내게 된다. 또한 다른 사람을 의심하기도 하고 남을 배려하는 마음이 적어져서 언쟁이 자주 벌어진다. 이러한 증상들을 집합적으로 치매의 행동심리이상 behavioral and psychological symptoms of dementia, BPSD이라 한다.

가장 중요한 증상으로는 인지장애 cognitive dysfunction가 있는데 기억력이 저하되고 판단력이 흐려지며 계획성도 없어진다. 또한 스스로 어떤 일을 하고자 하는 자발성이 결여되고 시간, 장소에 대한 개념이 없어지며 방향감각이 소실되어 길눈이 어두워진다. 이와 같은 증상들을 영어의 첫 글자를 따서 치매증상의 ABC라 한다.

치매증상의 ABC

- 일상생활(activities of daily living) 변화
- 행동심리이상(behavioral and psychological symptoms of dementia, BPSD)
- 인지장애(cognitive dysfunction)

5 치매는 유전되는가?

물론 유전되는 치매도 있다. 염색체 21번, 14번, 1번의 유전자 돌연변이에 의해 발생하는 가족성 알츠하이머병이 그 예인데, 상염색체 우성 유전이며 환자 자녀의 절반이 알츠하이머병 유전자를 갖게 된다. 가족성 알츠하이머병은 발생 연령이 매우 낮아 30~40대에서도 치매가 나타난다. 그런데 이와 같은 유전형 알츠하이머병은 전체 알츠하이머병의 2% 미만이며, 전세계 1,000가족 이하에서 발생하는 매우 드문 병이다.

이와는 대조적으로 산발형 알츠하이머병(유전자의 변형 없이 보통 노인에게 발생하는 경우)은 65세 이후에 첫 증상이 나타나는 경우가 많다. 가족 중에 산발형 알츠하이머병이 있는 경우 그 후손의 알츠하이머병 발생 위험도가 가족력이 없는 사람보다 약 40% 정도 높은 것으로 알려져 있다. 이는 가족력이 없는 사람의 발병위험이 10%라면 가족력이 있는 경우 14%로 위험도가 증가한다는 뜻이다.

6 초로기 치매(젊은 치매)란?

최근 젊은 치매에 관한 관심이 높아지고 있는데 이는 젊은 치매 환자 수가 증가하였다기 보다는 이전에 비해 정확한 진단이 빨리 이루어지고 있다는 표현이 옳을 것 같다. 과거에는 젊은 치매 환자들이 우울증, 편집증, 강박증, 성격장애 등으로 진단되어 치료를 받았을 가능성이 높다. 특히 알츠하이머병보다 젊은 나이에 발생하는 전두측두엽 퇴행의 경우 다양한 정신병적 증상으로 나타날 수 있다. 물론 약물중독이나 교통사고 등 이차성 원인에 의해 젊은 나이에 치매에 걸리는 환자 수도 증가한 것은 사실이다.

대부분의 경우 치매 환자는 영양섭취가 잘되고 감염병이 잘 치료되어 일상생활이 잘 유지된다면 본인의 타고난 수명에 영향을 받지 않을 것이다. 하지만 한 가정의

경제적 책임을 지고 한참 활동할 나이에 치매에 걸릴 경우 본인은 물론 가족이 겪어야 할 고통은 당사자들이 해결하기에는 너무나 크다. 더구나 원발성(원인을 알 수 없는) 초로기 치매의 경우 몇 가지 알려진 유전적 원인 이외에 아직 발병원인이 알려져 있지 않으므로 적절한 치료법도 없다. 따라서 일단 진단된 초로기 치매 환자의 경우 10~20년 정도 장기간 관리하여야 하는 사회적 질환으로 인식하여 한정된 건강/복지 자원을 효율적으로 활용할 수 있는 사회적 합의가 도출되어야 할 것이다.

7 치매도 예방이 가능한가?

'치매가 예방이 가능한 질환인가?'라는 의문은 아직도 해결되지 않은 논란거리이다. 그러나 다음의 사실만은 확실하다. 우리의 뇌는 발달과 성장에 있어 가장 늦게 완성되는 조직이다. 따라서 신체 다른 부위와는 차별화되는 특성을 가지고 있는데, 그것은 바로 '재생' 능력이 거의 없다는 점이다. 그렇기 때문에 노인이 되어서도 정상적인 뇌 기능을 유지하기 위해서는 젊었을 때부터 뇌를 최대한 발달시키고 가능한 한 손상으로부터 보호해야 한다. 이를 위해서 평소 반복적인 학습으로 두뇌를 활성화시키며 외부로부터 손상을 입지 않도록 주의해야 한다.

치매는 어느 날 문득 발생하는 질환이 아니다. 증상이 나타나기 적어도 15~20년 전부터 신경세포에서 만들어진 이상 단백질이 완전하게 분해되지 못하고 서서히 뇌에 침착된 결과로 신경세포가 기능을 잃어 다양한 증상이 나타나게 되는 만성 질환이다. 즉, 치매도 일종의 생활습관병 범주에 속하는 질환이라 할 수 있다.

중년기의 고혈압, 당뇨, 고지혈증, 부정맥, 비만 같은 혈관성 위험인자와 우울증은 엄격하게 관리하지 않으면 신경세포가 비정상적으로 빨리 소실되는데, 그 결과 노인이 되어서 치매 발생 위험이 매우 높아진다. 그러므로 일반적으로 알려진 치매의 위험인자를 조기 발견하여 이를 차단하면 치매의 발병위험을 낮추거나 이미 발병된 경우라 하더라도 그 진행 속도를 완화시킬 수 있다. 단, 치매 증상을 다른 사람이 느낄 수 있을 정도라면 그 환자의 뇌는 이미 70~80% 가량의 기억세포가 손상되어 있는 상태이므로 치료시기는 늦은 것이다.

이제 신경세포 손상에 대해서 좀 더 자세히 알아보기로 한다. 일부는 의학적 용어가 사용되므로 독자들에게는 어렵게 느껴질 수도 있으나 노화와 치매가 생기는 메커니즘을 이해하기 위한 내용이다. 하지만 이 부분은 그냥 넘어가도 이 책의 전반적인 내용을 이해하는 데 큰 무리는 없겠다.

8 신경세포 사멸이란?

알츠하이머병에서 기억력이 쇠퇴하는 원인은 학습과 기억에 필요한 신경전달물질을 생산하는 신경세포의 수가 눈에 띄게 줄어들기 때문이다. 신경세포가 죽어 없어지는 현상을 세포 사멸(죽어 없어짐)이라 하는데 계속하여 신경세포가 죽어 나가면 뇌가 쪼그라들고(이를 뇌위축이라 한다.) 신경세포 사이의 정보 전달 통로(연접 부위 혹은 시냅스라 한다.)가 약화되어 신경세포가 제대로 된 기능을 발휘하지 못한다. 이때 기능을 잃은 부분이 어디냐에 따라 판단력, 언어력, 계산력 같은 능력들이 떨어지고, 방향감각이 없어지기도 한다. 이러한 증상들은 치매 환자에게서 흔히 나타나는 것들이다.

그런데 알츠하이머병은 운동과 감각을 담당하는 부위가 다른 부위에 비해 비교적 손상을 덜 받는다. 병이 어느 정도까지 진행되더라도 알츠하이머병 환자의 몸 움직임과 감각에는 크게 지장이 없는 이유가 바로 이 때문이다.

9 신경세포 사멸은 왜 일어나는 것일까?

이 문제를 해결하기 위해서는 좀더 과학적인 접근이 필요하다. 신경세포가 손상받는 기전에 대해서는 어느 한 가지로 설명하기가 어렵다. 각 개인의 유전적 성향(부모로부터 물려받은 형질)과 노화(늙어감) 자체가 가장 중요한 요인이기는 하지만 그 외의 다양한 환경적 위험인자들이 복잡하게 얽혀서 신경세포에 영향을 미치기 때문이다. 그 중 가장 잘 알려진 것이 단백질이 엉켜 응결된다는 이론이다.

이상 단백질이 뇌 안에서 엉겨 붙음

알츠하이머병에서 문제가 되는 단백질은 두 가지가 있는데, 아밀로이드와 타우 단백이 그것이다. 두 가지 모두 세월의 흔적으로 뇌에 찌꺼기처럼 쌓이게 된다. 아밀로이드는 신경세포 밖으로 분비되어 신경세포 주위에 퍼져 있는 물질이고, 타우 단백은 신경세포 안쪽에서 생겨나는 물질이다.

처음 신경세포 밖으로 나온 아밀로이드는 신경세포를 보호해주는 작용을 한다. 그러나 우리가 나이를 먹어가면서 독성물질, 산화성 손상, 두부 외상(머리를 다침), 정신적 스트레스 등에 의해 신경세포가 무리한 자극을 계속 받게 되면 신경세포 보호작용이 없어지고, 아밀로이드의 성질이 변하여 오히려 신경세포에 독성물질로 작용한다. 이렇게 변한 아밀로이드는 아교처럼 서로 붙어 버리는 성질이 있는데 시간이 지나면서 죽은 신경세포의 잔해물과 그 주위에 몰려드는 염증세포들이 서로 뒤엉켜 붙어 작은 구슬 모양이 된다. 그리고 시간이 지날수록 이 구슬의 수도 많아지고 크기도 커져서 신경세포의 정상적인 생리작용을 방해한다. 이 작은 구슬들을 의학용어로 노인반senile plaque이라 한다.

한편 신경세포 안쪽에 있는 타우 단백은 신경세포의 구조를 유지해주며 세포 내의 필요 물질 이동 경로로도 이용되는 미세관microtubule을 단단하게 묶어주는 역할을 한다. 이 단백 역시 오랜 동안 신경세포가 반복적으로 무리한 자극을 받으면 본래의 기능을 잃고 성질이 변한 타우 단백끼리 실타래가 엉겨 붙은 모양으로 되는데, 이를 의학용어로 신경섬유다발neurofibrillary tangle이라 한다. 이 신경섬유다발이

세포의 기능 유지에 필요한 물질 이동을 막아버려 결국은 신경세포를 죽게 한다. 이 두 가지 비정상적인 단백질의 엉킴은 현미경으로 뇌조직을 들여다 봐야 확인할 수 있다. 100여 년 전에 알츠하이머 박사(Alois Alzheimer, 치매 환자의 뇌를 조사하여 이상 단백질이 있음을 최초로 발견한 독일의 정신과 의사)가 처음 논문에 기술하였으며, 오늘 날 알츠하이머병을 확진할 수 있는 유일한 방법이다.

산화성 스트레스

활성산소는 우리 몸이 정상적일 때는 외부에서 침입한 세균이나 바이러스를 퇴치하는 기능을 가지고 있다. 그런데 이 활성산소가 너무 많아지면 오히려 우리 몸의 세포에 해를 미치므로 정상적인 상태에서는 이를 방어하는 항산화 효소가 분비되며 해로운 활성산소를 없애주면서 체내에서 자연스럽게 균형을 이루고 있다.

그러나 과로, 정신적 · 육체적 스트레스, 과도한 음주와 흡연 등 환경적 위험이 계속되거나 노화가 진행되면 활성산소의 양이 증가하게 된다. 이런 경우 방어능력을 가진 항산화 효소의 양은 오히려 감소하게 되므로 활성산소가 넘치고, 시간이 지나면서 더욱 강력한 독성을 가진 반응족 산소 reactive oxygen species, ROS로 변하면서 악순환의 고리가 반복된다. 이렇게 활성산소의 양이 너무 많이 증가하여 정상 세포 기능에 손상을 가져오는 상태를 산화성 스트레스 oxidative stress라 하는데, 이는 노화를 촉진시키는 중요한 원인이다. 산화성 스트레스는 앞서 이야기한 이상 단백질의 엉킴을 촉진하며 세포막에도 산화성 손상을 일으켜 세포의 기능을 망가뜨린다.

생체 에너지의 불균형

세포 내의 발전소이자 생체 에너지의 주요 공급원인 미토콘드리아는 산화성 스트레스에 매우 취약하다. 따라서 산화성 스트레스에 의해 활성산소가 증가하면 미토콘드리아의 기능이 떨어지면서 조직에서 필요한 에너지를 원활히 공급하지 못하게 된다. 또한 유해산소는 미토콘드리아 유전자DNA를 직접 손상시켜 에너지 생산을 더욱 어렵게 한다. 이러한 현상이 지속되면 신경세포 내의 에너지 대사나 전해질의 불균형이 일어나기 때문에 신경세포가 죽게 된다.

🍃 세포 안의 물질 이동 통로(미세관) 파손

신경세포 독성물질이나 세포에 가해지는 스트레스에 의해 미세관microtubule이 파괴되면 세포의 영양공급과 생리작용에 필요한 물질들이 원활하게 운반되지 못하여 세포가 기능을 잃고 죽어서 탈락된다.

🍃 신경영양인자 이상

신경영양인자nerve growth factor, NGF는 정상적으로는 신경세포의 구조와 기능을 최적의 상태로 유지할 수 있게 해주는 신경세포의 수호자라 할 수 있다. 그러나 노화나 다른 만성 스트레스에 의해 신경영양인자의 양이 부족해지거나 기능이 떨어지면 신경세포는 생리작용을 잃어버리고 세포구조를 유지하지 못하여 죽음의 길로 들어서게 된다.

🍃 신경염증과 면역체계 이상

노화가 진행되면 독성물질에 의해 신경염증 반응이 쉽게 일어난다. 일단 염증 반응이 시작되면 연쇄적으로 반응이 더해져서 신경세포 독성물질은 더 많이 만들어지고 이 때문에 신경세포가 손상을 받는다. 다른 한편으로는 노화가 진행되면 혈뇌장벽(뇌에 있는 모세혈관벽의 내피세포들이 빽빽하게 간격을 좁혀 독성물질이 뇌 안으로 직접 들어갈 수 없게 하는 일종의 보호장벽)이 무너져서 염증세포와 독성물질들이 뇌 안으로 쉽게 들어가 신경세포를 망가뜨린다.

위와 같은 메커니즘이 단독 혹은 상호작용으로 복잡하게 얽혀 악순환을 거듭함으로써 신경세포의 기능을 잃게 하고, 결국 신경세포는 사멸의 길로 가게 되는 것이다. 그리고 이러한 상태가 만성적으로 진행되면 치매로 발전하게 된다. 그동안 과학자들의 연구성과를 통해 세포 사멸을 가져 오는 기전이 밝혀지고 있으므로 그 기전을 차단하여 신경세포 사멸을 억제하면 치매 발생을 막을 수 있고, 병이 생긴 후에라도 진행을 늦출 수 있는 길이 될 것이다. 그 대표적인 방법이 규칙적인 운동과 건강한 식생활이다.

DEMENTIA COLUMN

알츠하이머병 환자의 뇌에서 발견되는 두 가지 비정상적 단백질

단백질은 우리 몸을 구성하는 중요한 성분 가운데 하나이다. 발끝부터 머리끝까지 모든 조직의 구조와 기능을 유지하며 생존하기 위해 필수 불가결한 물질인 것이다. 그런데 퇴행성 뇌 질환(특정 신경세포로 이루어진 뇌조직이 나이에 비해서 비정상적으로 죽어나가거나 기능을 잃어 빠르게 노화현상이 일어나는 병으로 알츠하이머병, 파킨슨병, 루게릭병 등이 그 예이다.)에서는 공통적으로 비정상적인 단백질들이 세포 안쪽이나 바깥쪽에 쌓인다. 이는 단백질이 너무 많이 생산되거나 아니면 기능을 잃은 단백질들이 완벽하게 제거되지 않기 때문이다.

신경세포 바깥쪽에 찌꺼기처럼 단백질이 쌓이면 이를 중심으로 염증반응이 일어나며 신경세포가 죽게 되고 죽은 신경세포가 파괴되면서 그 잔해들이 더 쌓이게 된다. 이때 중심을 이루는 단백질이 베타 아밀로이드이며 현미경으로 관찰하여 보면 염증세포들과 신경세포 잔해들이 구 형태로 엉켜 붙어 있다. 이와 같은 플라크를 노인반이라 한다.

한편 신경세포 안에는 영양 물질 이동 통로로 이용하는 미세소관들을 가지런히 묶어주는 타우 단백질이 있는데, 신경세포가 기능을 잃기 시작하면 타우 단백이 먼저 떨어져 나와 서로 실타래처럼 엉겨 붙는다. 이렇게 되면 신경세포 내의 영양 물질 이동이 불가능하여 신경세포가 고사하게 된다. 이렇게 엉켜 붙은 타우 단백의 덩어리를 신경섬유농축제 또는 신경섬유다발이라 한다.

노인반과 신경섬유다발이 뇌조직에 점차 쌓여가면 신경세포 간의 소통이 불가능해지고 결국에는 정상적인 뇌 기능이 없어져서 치매로 발전하게 되는 것이다. 이 두 가지 이상의 단백 찌꺼기로 이루어진 구조물들, 즉 노인반과 신경섬유다발이 알츠하이머병을 확진하는 데 필요한 신경병리 소견이다.

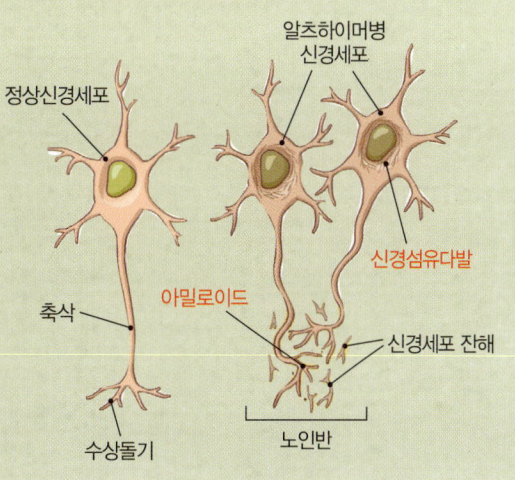

10 치매의 조기 발견

다른 질환들과 마찬가지로 알츠하이머병도 조기에 발견하면 진행속도를 늦출 수 있다. 물론 현재까지 알츠하이머병의 진행을 멈출 수 있는 약물은 개발되지 않았다. 그러나 지금까지 이루어진 연구에 의하면 유산소운동, 두뇌 자극 훈련, 스트레스 완화, 지중해식 식사와 같은 건강한 생활습관으로 위험인자들을 제거하면 치매 발생을 지연시킬 수 있음이 밝혀지고 있다.

치매를 조기에 발견하기 위해서는 성년 이후 우리가 매년 건강검진을 받듯이 간단한 인지검사를 받아보는 것이 좋다. 다음과 같은 경우에는 반드시 병원에 가서 치매 전문가의 검진을 받아 보기를 권한다.

- 치매 가족력이 있는 경우
- 고혈압, 당뇨, 고지혈증, 심장병, 비만 등 혈관질환의 위험인자를 가진 경우
- 운동부족, 무학, 두부 외상(머리를 다침), 알코올 중독, 젊었을 때 의식을 잃을 정도로 연탄가스에 중독되었던 경우

여러분이 만약 다음 질문에 "예"라고 답하는 경우라면 더 빠른 시일 내에 치매검진을 받아보는 것이 좋겠다.

- 나는 이전에 비해 건망증이 더 심해지고 있는가(다른 사람도 나의 건망증을 지적하는가?)?
- 이전에 비해 어떤 일을 할 때 도저히 집중이 되지 않는가?
- 이전에 익숙하게 하던 업무가 서툴러 졌는가?
- 대화 도중 단어나 사람 이름이 생각나지 않는 경우가 잦아졌는가?
- 내가 있는 장소가 어딘지, 내가 어디로 가야 할지 몰라서 주저한 적이 있는가?
- 가족이나 친구들로부터 같은 질문을 계속하거나 했던 말을 되풀이 한다고 지적 받은 적이 있는가?

- 이전에 비해 소지품 둔 곳을 몰라 헤매는 일이 잦아졌는가?
- 걸어가거나 운전을 할 때 길을 잃은 적이 있는가?
- 나의 성격이 이전에 비해 달라져 쉽게 화내고 짜증내거나 우울해거나 일을 하고 싶은 의욕이 없어진 것에 대하여 주위 사람들에게 지적 받은 적이 있는가?

11 치매에 걸리기 쉬운 생활습관

다음은 치매에 걸리기 쉬운 생활습관이다.

🍃 산책, 운동을 게을리 하고 소파에 누워서 TV 보기

운동을 하지 않고 의자에만 앉아 있는 습관은 치매를 부른다. 운동량이 적어지면 비만과 당뇨의 위험성이 높아지며 비만과 당뇨는 심뇌혈관 질환은 물론 치매 발생 위험과 밀접한 관련이 있다. 더구나 노인은 운동이 부족하면 하체 힘이 약해져서 낙상사고의 위험이 높으며 머리를 다치기 쉽다. 반복적으로 머리를 다치거나 단 한번이라도 의식을 잃을 정도로 심하게 머리를 다쳤다면 알츠하이머병 발생 위험이 높아진다. 그러나 운동을 꾸준히 계속하면 고혈압, 당뇨, 고지혈증 개선에 큰 도움을 받을 수 있다. 또한 산책을 하면 주위에서 스쳐 지나가는 풀 한 포기, 나무 한 그루 그리고 계절마다 달라지는 우리 곁의 모든 풍광들은 모두 우리의 뇌에 좋은 자극을 준다. 한마디로 정리하자면 나태한 생활습관은 뇌 건강에 전혀 도움이 되지 않는다.

🍃 과도한 음주와 흡연

하루 두 잔 이상의 과도한 음주와 흡연은 유해산소 발생을 촉진하여 동맥경화를 악화시키고 신경세포가 빠르게 죽어 없어지게 한다. 습관적인 음주는 알츠하이머병이 발생하는 시기를 5년이나 앞당기며, 하루 20개피 이상의 담배를 피우는 사람은 치매 발생 시기가 2년 정도 빨라진다. 과도한 음주로 의식을 잃을 정도로 술에 취한 경험(소위 필름이 끊긴 상태)이 1년에 두 차례 이상 반복된 사람은 그렇지 않은 사람에 비해 10배 이상 치매 위험이 높다는 연구 결과도 있다.

건강하지 않은 식사습관

비만, 지질대사 이상(고지혈증), 고혈압 등은 대사증후군을 일으킬 뿐만 아니라 알츠하이머 발병의 위험을 높인다. 열량이 너무 높은 음식, 포화지방산이 많이 함유된 음식, 너무 달거나 짠 음식, 트랜스지방이 함유된 식품, 정제된 밀가루나 쌀로 만든 음식, 즉 흰 빵이나 흰 쌀밥 위주의 식사 등은 뇌 건강과는 거리가 먼 식단이다. 물론 몸에 좋은 음식이라 할지라도 과식은 금물이다.

배움을 게을리 하는 것

교육 연한이 높을수록(많이 배울수록) 치매 발생 위험이 낮아진다. 반대로 복잡한 생각하기를 싫어하고 책을 멀리하는 사람은 치매 발생 위험도가 높아진다. 일례로 2개 국어를 구사할 줄 아는 사람은 치매 발생 시기가 5년 정도 늦어진다. 아마도 반복적인 학습으로 두뇌를 자극하여 신경세포 연결망이 더욱 견고해지고 이러한 것들이 치매 예방 효과를 가져다주는 것으로 추정된다.

스트레스, 불안감, 부정적인 생각

이러한 상황들은 정신적으로는 물론 신체적 건강 상태를 망치게 한다. 지속적인 스트레스는 혈압을 높이며 스테로이드 호르몬을 과다하게 분비하여 해마(단기 기억을 관장하는 중요한 뇌의 한 부분)의 신경세포를 집중적으로 망가뜨린다.

부실한 치아 관리

딱딱한 음식을 씹으면 저작근이 작동하여 뇌혈류를 증가시키며 두뇌가 자극된다. 치주염이 심하거나 어금니가 없는 경우에는 이러한 자극이 없어지기 때문에 기억 중추인 해마의 부피가 작아져서 알츠하이머병 위험이 높아진다는 연구 결과가 있다.

자, 여러분은 100세까지 건강하게 살 준비가 되어있는가? 마지막으로 다음 질문에 얼마나 긍정적인 답을 할 수 있는지 살펴보자.

- 나는 매일 식사 때마다 제철과일과 제철채소를 충분히 섭취하고 양질의 단백질과 정제되지 않은 곡물(현미, 잡곡, 통밀)을 먹고 있는가?
- 나는 매일 숙면을 취하고 있는가(잠을 잔 시간보다 숙면을 취한 시간이 더 중요하다.)?
- 나는 일상생활 속에서 자주 웃는 편인가?
- 나는 매일 규칙적으로 신체 건강을 위한 운동을 하는가?
- 친구들이나 가족들과 자주 담소를 즐기는가?

만일 위 질문에 모두 자신 있게 "예"라는 답변을 못했다면 이제부터라도 신체 건강과 치매 예방을 위해서 좋은 생활습관을 내 것으로 만들어야 한다.

12 작은 생활습관부터 고쳐보자

치매, 특히 알츠하이머병은 최근 의학의 발달로 비교적 정확하게 진단을 내릴 수 있는 단계까지 발전하였다. 더구나 아밀로이드 PET이라는 검사법을 이용하면 치매 발생 10년 전에라도 발병을 정확하게 예측할 수 있다.

그러나 현실적인 문제는 아직까지 알츠하이머병의 진행을 완화시키거나 병의 발생을 근원적으로 억제할 수 있는 획기적인 치료법이 없다는 것이다. 지난 10여 년간 전 세계 굴지의 제약회사들이 천문학적인 자금을 투입하여 치매 치료제 개발에 노력을 쏟았지만 알츠하이머병 치료는 아직 답보 상태이다. 그렇다고 효과적인 약물이 개발될 때까지 넋 놓고 기다리기만 할 수는 없지 않은가?

다행히 지난 20여 년간의 대단위 인구의학적 연구에서 치매의 발생을 억제할 수 있는 여러 가지 요소들이 발견되었다. 치매를 예방하고 성공적인 노화에 이르기 위해 꼭 지켜야 하는 수칙은 다음과 같다.

- 좋은 음식을 잘 먹기
- 건강한 체중 유지하기
- 활발한 신체 활동하기
- 숙면 취하기
- 주치의를 선정하여 정기적으로 건강검진 받기
- 열정적으로 할 수 있는 일 찾기
- 좋은 친구와 이웃을 사귀어 친밀한 관계 유지하기
- 불평은 그만하기
- 내가 할 수 있는 일이면 바꾸고 할 수 없는 일이면 그대로 수용하기
- 모든 일에 호기심을 놓지 않기 등

'건강한 신체에 건강한 정신'이라는 슬로건도 있지 않은가? 이는 신체를 건강히 유지하면 치매 없이 여생을 즐겁게 살아갈 수 있다는 이야기가 된다. 치매 없는 노년을 위해 필자는 '치매 예방의 5계명'을 실천하고 있으며 이 기회에 여러분께도 소개한다. 우리가 생각을 고치고 마음만 먹으면 치매는 그렇게 두려운 존재만은 아닐 것이다. '생각바꾸기'를 오늘부터 당장 시작해보자.

1계명: 생각을 젊게 하자

그동안 몸에 익숙했던 것들을 일시에 떨쳐버리기는 쉽지 않다. 우리의 생각도 마찬가지이다. 고정관념을 버리고 사물을 새로운 관점에서 바라보는 습관을 들이도록 하자. 호기심을 가지고 새로운 것에 도전하자. 무언가 새로운 것을 배우는 데 너무 늦은 나이는 없다. 그동안 사용하지 않던 뇌 영역을 자극시키기 위해서는 외국어 배우기가 좋다. 캐나다에서 이루어진 연구에 의하면 영어 한 가지만 사용하는 사람에 비해 다국어를 구사할 줄 아는 사람이 치매 발생 연령도 늦고 발병률도 낮았다. 이것은 최근의 연구에 의해서도 확인되었는데 2개 국어 이상의 언어를 구사할 줄 아는 사람은 치매 발병 시기를 4~5년 정도 늦출 수 있다고 한다.

2계명: 각성하고 금주·금연하자

과도한 음주는 신경세포 퇴행을 빠르게 한다. MRI 사진을 비교해보면 만성 알코올 중독 환자들의 뇌는 같은 나이 또래에 비해 10년은 더 빨리 노화하는 것을 알 수 있다. 또한 흡연은 백해무익! 심혈관의 노화와 뇌졸중 발생 위험을 높이는 것은 물론 우리의 인지기능을 악화시키는 주범 중의 하나이다.

3계명: 바른 자세로 활기차게 걷자

가장 쉬운 유산소운동은 빠르게 걷기이다. 활기찬 걷기만으로도 뇌 혈류를 개선시키고 신경세포를 보호하는 물질인 신경세포 보호인자BDNF의 생성을 증가시킬 수 있다. 근력 강화와 심폐기능 개선은 덤으로 얻어지는 효과이다. 실내보다는 탁 트인 야외에서 햇볕을 쪼이면서 하는 운동이 좋다. 기분 전환은 물론 바뀌는 주위 경치에 의해 뇌가 자연스럽게 자극되고 비타민 D의 합성이 활발해지니 일거 양득인 셈이다.

4계명: 꾸밈 없는 뇌 건강 식단을 준비하자

제철과일과 색이 짙은 채소는 항산화제의 보고(寶庫)이다. 견과류와 등 푸른 생선은 오메가 지방산의 함유량이 높아 혈중 콜레스테롤 농도를 개선시키는 것은 물론 항노화 효과도 높아 뇌혈관을 튼튼히 해주며 뇌혈류 개선을 도와주는 장수 식품이다. 또한 적당량의 적포도주는 심혈관 예방 및 치매 발생 지연 효과가 있다.

5계명: 기분 좋게 이웃을 위해 봉사하자

대가 없이 남을 위해 봉사하는 순간 우리의 뇌에서는 행복 호르몬이라 할 수 있는 엔도르핀 분비가 활성화 된다. 엔도르핀은 마음의 평온과 행복감을 가져다 주는 것은 물론 뇌혈류도 개선하며 신경세포 보호 효과도 뛰어난 것으로 알려져 있다. 그러니 뇌 건강을 위해서 작은 봉사라도 실천에 옮겨보자.

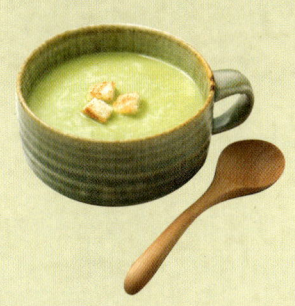

꾸준한 유산소운동과 지속적인 정신활동은 뇌를 건강하게 유지하는 기본이다. 그런데 건강한 육체와 건강한 정신을 유지할 수 있도록 만들어주는 것이 바로 우리가 매일 먹고 마시는 음식물이다. '우리 몸은 우리가 먹는 대로 만들어진다.'라는 말이 있다. 그만큼 먹거리가 중요하다는 뜻이다. 일반적으로 몸에 이로운 것은 두뇌에도 좋다. 그러나 좋은 것도 과하면 오히려 해가 될 수 있으므로 '좋은 것은 절제하는 가운데서 즐기고 해로운 것은 피하는 것'이 몸과 마음의 건강을 젊게 유지하기 위해 우리가 마음에 새겨야 할 덕목이다.

DEMENTIA

2

치매를 예방해주는
뇌 건강식

| 제철 바른 먹거리를 이용한 치매 예방 식단 |

1 우리 몸은 우리가 먹는 '음식 그 자체'이다

이제부터는 치매의 발생을 억제할 수 있는 뇌 건강식에 대한 간단한 조리법과 뇌 건강에 좋은 영양학적 근거에 대해서 좀더 상세히 알아보기로 한다.

앞서 언급한대로 치매는 평소 건강하지 못한 식사와 잘못된 생활습관에 의해 유발되는 생활습관병이다. 따라서 몸을 다지기 위한 운동과 두뇌 건강을 위한 꾸준한 두뇌 자극 훈련은 기본이다. 그리고 활기차게 움직일 수 있는 몸 건강과 명철한 기억력을 간직하는 뇌 건강을 유지하기 위해 신경세포를 보호하고 강화하는 두뇌 건강식 Healthy Brain Food을 평생동안 지속하는 일이 무엇보다 중요하지 않겠는가? 우리 뇌는 아미노산을 이용하여 신경세포들 간에 정보를 전달하는 화학물질을 만들어 낸다. 이 화학물질을 '신경전달물질'이라고 하는데, 이렇게 중요한 아미노산은 뇌에 저장할 수 없기 때문에 음식물 섭취를 통해 매일 지속적으로 공급해주어야 한다. 건강한 먹거리를 통해 우리 몸과 두뇌의 기능을 최대한 활성화하여 더는 치매가 발붙일 곳이 없도록 만들어보자.

치매 예방에 좋은 음식

정제되지 않은 곡물

현미, 보리, 통밀은 신경세포 활성을 돕는 각종 비타민, 특히 비타민 B_1, B_2, B_6, 니코틴산의 함량이 높다. 또한 성장촉진물질인 감마 오리자놀을 함유하고 있어 지방의 과산화를 방지하고 혈중 콜레스테롤을 낮춘다. 그리고 섬유질 함량이 매우 높아 저작운동을 강화시킴으로써 뇌혈류를 증가시키고 장운동을 활성화하여 변비 예방 및 독성물질 제거를 돕는다. 또한 신경세포를 활성화시키며 나쁜 자극에 의해 신경세포가 죽어 나가는 것을 막아준다(현미잡곡밥, 통밀빵 등).

제철과일과 제철채소

색깔이 선명하고 짙은 것들이 좋다. 특히 딸기와 블루베리를 비롯한 각종 베리류, 토마토, 사과, 키위, 당근, 아스파라거스, 브로콜리, 여러 가지 색깔의 파프리카, 귤, 오렌지 등은 비타민, 미네랄 및 항산화제의 보물창고이다.

붉은색 과일과 채소

색소 성분인 라이코펜(lycopene), 엘라직산(ellagic acid), 쿼서틴(quercetin) 등은 강력한 항산화 효과를 가지고 있어 유해 산소를 제거해준다. 그리고 산화성 스트레스를 줄여주므로 신경세포의 퇴행이 억제되어 기억력 감퇴를 완화시킨다. 그 외에도 전립선암 예방, 나쁜 지방인 LDL 콜레스테롤 감소, 혈압조절, 관절염 악화방지 효과가 있다(붉은 사과, 빨간 피망, 체리, 라즈베리, 딸기, 토마토, 수박, 적채, 비트, 래디시 등).

오렌지색, 노란색 과일과 채소

유해 산소의 발생을 억제하는 베타카로틴, 플라보노이드, 라이코펜, 비타민 C 등이 함유되어 있으며, 신경세포를 보호하여 치매 발생을 억제한다. 또한 노화와 관련된 망막의 황반변성(노인의 시력을 잃게 하는 대표적인 질환) 위험을 낮추고, 혈압조절, LDL 콜레스테롤 감소 효과가 있다. 특히 콜라겐 합성을 촉진하고 관절의 손상을 막아주는 효능이 있어 피부를 젊게 유지해준다(노란 사과, 복숭아, 살구, 배, 망고, 감, 당근, 파인애플, 자몽, 호박, 노란 방울토마토, 레몬, 칸탈로프 등).

녹색 채소와 과일

항산화 효과가 큰 물질인 클로로필, 루테인, 엽산, 베타카로틴 등이 함유되어 있다. 유해 산소 발생 억제, LDL 콜레스테롤 감소 및 혈압 조절 효과 외에도 장 운동을 도와 소화기능을 정상화 시켜준다. 여기에 더하여 항암 효과, 시력 보호 효과 및 면역력 증강 효과가 있다. 특히 식이섬유와 칼슘도 풍부해서 해독작용 및 골다공증 예방 효과가 뛰어나다.
실제로 매일 상추 20g 이상을 섭취하면 사망률이 8% 감소한다는 연구 결과도 있다(연두색 사과, 허니듀, 키위, 상추, 아보카도, 라임, 완두콩, 브로콜리, 녹색 피망, 주키니 호박, 청포도 등).

청색 및 보라색 과일과 채소

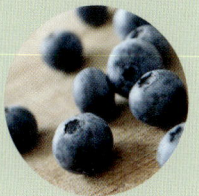

항산화 작용이 있는 루테인, 레스베라트롤, 비타민 C, 섬유소, 플라보노이드, 쿼서틴 등이 함유되어 있다. 이 성분들은 칼슘과 기타 미네랄 흡수를 돕고 암세포 성장억제, 면역력 증강 효과를 나타내며 신

경세포가 죽어가는 것을 막아서 치매 예방 효과를 나타낸다(블랙베리, 포도, 블루베리, 건포도, 가지, 자두, 말린 자두 등).

흰색 과일과 채소

베타글루칸, EGCC와 같이 강력한 면역력 증강 효과를 나타내는 물질을 함유하고 있다. 또한 호르몬 균형을 유지해주고 대장암, 유방암 및 전립선암 예방 효과도 있다. 그리고 항산화, 항염증 작용이 있어 신경세포를 보호한다(바나나, 양파, 콜리플라워, 마늘, 감자, 생강, 무, 버섯 등).

오메가-3와 생선

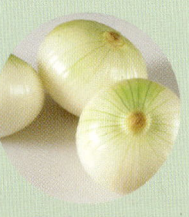

잣, 아몬드, 호두 등에는 식물성 오메가-3가 풍부하고, 등 푸른 생선에는 동물성 오메가-3가 함유되어 있다. 오메가-3 지방산은 DHA와 EPA로 이루어져 있는데 DHA는 신경세포막의 중요한 구성성분으로서 신경세포의 기능 유지에 매우 중요한 역할을 한다. 그리고 EPA는 뇌혈류 개선에 탁월한 효과가 있어 심장병, 뇌졸중은 물론 치매 예방 효과가 있다. 또한 오메가-3 지방산은 혈중 콜레스테롤을 낮추어 고지혈증과 동맥경화를 예방해준다. 혈중 오메가-3 농도가 낮아지면 우울증, 불안, 초조, 비만, 주의력 결핍, 행동과다증이 생길 위험이 높아지며 치매에도 걸리기 쉽다. 덴마크에서 시행한 연구에 의하면 오메가-3 지방산이 풍부한 생선을 자주 섭취하는 그룹의 인지기능이 좋아졌고 치매 발병 위험이 낮아졌다. 생선은 오메가-3 지방산 이외에도 비타민 A, 비타민 D, 비타민 B_6, 비타민 B_{12}와 신경세포 강화 작용을 하는 아미노산인 타우린(taurine), 아연, 요오드와 같은 유효 성분이 함유되어 있다.

강황(카레)

인도 사람들은 치매 발생율이 낮은데 이는 그들의 주 식재료인 카레 섭취와 관련 있다. 카레에는 투메릭(turmeric)이라는 성분이 있는데 카레 요리에서 노란색을 띠게 한다. 이 투메릭 성분 중에서 가장 활성이 강한 것이 '컬큐민(curcumin)'인데 강력한 항산화 및 항염증 효과가 있어 신경세포를 보호해주며 치매 및 퇴행성 신경질환의 발생을 억제한다.

계피

총 콜레스테롤은 물론 동맥경화 유발 인자인 중성지방을 10~30% 정도 낮추는데, 이는 콜레스테롤을 떨어뜨리는 약제인 스타틴(statin)의 효과에 필적하는 것이다. 이와 더불어 계피는 우리 몸에서 인슐린이 효과적으로 이용될 수 있도록 하여 혈당치를 20~30% 낮추며, 이런 작용으로 제2형 당뇨병, 심장병, 뇌혈관질환의 위험을 줄여준다. 또한 계피 추출물에는 강한 항산화 효능과 알츠하이머병을 일으키는 타우 단백의 엉킴을 억제하는 성분이 있어 노화를 억제하고 알츠하이머병을 예방해주는 효과가 있다.

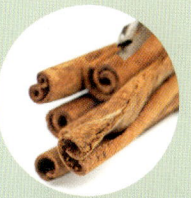

알로에 베라

비타민 A, 비타민 C, 비타민 E, 엽산, 비타민 B 복합체가 풍부하게 들어 있는 유용한 약용 식물이다. 항염증 및 항암 효과 이외에 당뇨의 위험성도 줄여준다. 각종 독성물질로부터 신경세포를 보호해주는 효과가 있어 치매를 비롯한 퇴행성 뇌 질환 예방 효과가 있다.

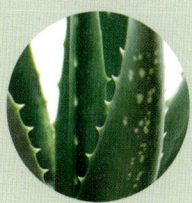

녹차

EGCG는 카테킨의 함량이 높은 것으로 유명하다. 이 성분은 항산화 효능이 강해 유해산소로부터 신경세포를 보호하여 신경세포가 빨리 탈락하는 것을 막아준다. 또한 알츠하이머병을 일으키는 베타아밀로이드 단백의 생산을 방해하여 알츠하이머병 발생 위험을 줄여준다.

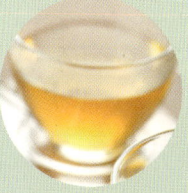

붉은 포도주

붉은 포도주에는 '레스베라트롤'이라는 유익한 폴리페놀 성분의 함량이 높다. 그리고 항산화, 항염증 효과와 아밀로이드가 만들어지는 것을 방해하여 알츠하이머병을 막아주며 노화를 억제하고 생명연장 유전자를 활성화시켜 수명을 연장해준다. 음식과 함께 섭취하는 것이 좋으나 과음은 이런 효과를 상쇄할 뿐 아니라 오히려 신경세포 퇴행을 촉진시킨다.

2 뇌 건강에 가장 중요한 영양소 −비타민 B 복합체−

우리는 비타민 B 복합체가 심장병과 당뇨병 위험을 막아주고 빈혈을 예방해준다는 것을 잘 알고 있다. 비타민 B군(또는 복합체라 한다.)은 서로 밀접하게 관련되어 있으며, 비타민 B_1(치아민, thiamine), B_3(나이아신, niacin), B_5(판토텐산, pantothenic acid), B_6(피리독신, pyridoxine), B_9(엽산, folic acid), B_{12}(시아노코발아민, cyanocobalamin)로 이루어져 있다. 이와 같은 비타민 B군은 소화 작용을 돕고 면역력을 증강시키며 세포 기능을 유지하고 암세포를 죽이기도 한다.

최근에는 비타민 B군과 인지 건강과의 관계를 밝히는 연구가 활발히 이루어지고 있다. 지금까지 알려진 바로는 음식물을 통해서 섭취하는 비타민 B군, 특히 비타민 B_6, 엽산, 비타민 B_{12}로 알츠하이머병 발생 위험을 줄일 수 있으며, 또 다른 연구 결과에 의하면 노인층에서 비타민 B군이 부족해지면 인지기능도 그에 비례해 떨어진다고 한다. 그러나 비타민 B군이 어떻게 우리의 뇌신경세포를 보호해주고 있는지에 대해서는 아직 완전히 밝혀진 상태는 아니다. 현재까지 알려진 사실은 비타민 B_{12} 결핍이 치매를 유발하며, 비타민 B군의 혈중 농도가 낮아지면 알츠하이머병의 발생 위험이 높아진다는 것이다.

비타민 B군은 우리 신경계가 제대로 기능을 발휘하는 데 없어서는 안 되는 중요한 물질이다. 다른 비타민들과는 대조적으로 부족한 비타민 B군을 보충해주면 인지기능이 향상된다. 우리가 섭취하는 비타민 B군은 수용성이기 때문에 몸 안에 저장되지 않는다. 그런데 다행인 것은 비타민 B군은 우리가 매일 먹는 거의 모든 음식에서 충분한 양을 얻어낼 수 있다는 것이다. 그러나 사람에 따라서는 나이를 먹어갈수록 이 필수 불가결한 영양소를 음식에서 섭취하는 데 문제가 생기기도 한다. 이럴 경우 유일한 해결책은 비타민 B가 풍부한 음식을 더 많이 섭취하는 것 밖에는 없다. 우리 모두는 노인이 되어갈수록 소화기능이 떨어지기 때문에 음식물로부터 비타민 B군의 흡수가 충분하지 못할 수 있다. 그러므로 나이가 많아질수록 매일 음식물을 섭취하는 데 더욱 주의를 기울여야 한다. 각각의 비타민 B가 우리 몸, 특히 우리 뇌에서 어떤 작용을 하는지 알아보자.

비타민 B₁(치아민, thiamin)

뇌의 대사 과정에 직접 관여하여 정신적 에너지와 생체 반응시간을 잘 유지하도록 도와준다. 만일 비타민 B₁의 농도가 갑자기 떨어지면 의식이 혼미해지고 시력이 저하되며 몸의 중심을 잡지 못하게 된다. 이런 경우는 술을 과도하게 마시는 습관성 음주자에게 흔히 나타난다. 비타민 B₁이 많이 함유되어 있는 식품에는 돼지고기, 귀리를 비롯한 정제되지 않은 곡물, 아스파라거스, 버섯, 시금치, 검은콩, 완두콩, 해바라기씨, 토마토, 가지 등이 있다.

비타민 B₃(나이아신, niacin)

당 대사 작용에 중요한 역할을 하며 혈류를 증가시키고 콜레스테롤을 떨어뜨리는 기능이 있다. 나이아신 결핍 상태가 심하면 치매의 원인이 된다. 현재 음식물 섭취를 통해 얻을 수 있는 비타민 B₃ 농도와 노인성 신경퇴행 질환이나 알츠하이머병의 발생과의 연관성을 밝히는 연구가 진행 중이다. 비타민 B₃ 섭취를 늘리면 알츠하이머병의 위험을 낮출 수 있다. B₃가 풍부하게 들어 있는 것들에는 간, 소고기, 닭고기, 연어, 참치, 버섯, 콩류, 아보카도, 땅콩, 대부분의 잎새채소가 있다.

비타민 B₅(판토텐산, pantothenic acid)

탄수화물, 지방, 단백질 생성에 필수 요소이다. 뇌에서는 학습과 기억에 관여하는 신경전달물질인 아세틸콜린 합성에 중요한 역할을 한다. 부족해지면 기억력이 떨어지고 치매로 발전할 수도 있다. 비타민 B₅를 많이 가지고 있는 식품으로는 달걀 흰자, 브로콜리, 조개, 생선, 버섯, 콩류, 아보카도, 고구마 등이 있다. 정제되지 않은 곡물에도 많이 함유되어 있으나 도정 과정을 거치면 영양소의 반 이상이 없어진다.

비타민 B₆(피리독신, pyridoxine)

나트륨과 칼륨 같은 미네랄 물질의 균형을 돕는다. 뇌에서는 세로토닌, 도파민, 에피네프린, 노르에피네프린, 아드레날린 같은 신경전달물질 생산에 필요한 물질이다. 쌀겨, 밀기울, 생마늘, 참깨, 해바라기씨, 바나나, 시금치, 감자, 연어, 닭고기, 칠면조 고기, 채소주스 등이 중요한 비타민 B₆ 공급원이다.

비타민 B₉(엽산, folic acid, folate)

충분히 섭취하면 알츠하이머병의 위험성을 낮출 수 있는 비타민이다. 그러나 섭취가 부족해지면 인지기능에 나쁜 영향을 미치고 치매로 발전할 수 있다. 엽산의 주요 공급원으로는 아스파라거스, 브로콜리, 상추, 케일, 콩류, 옥수수, 바나나, 딸기, 오렌지가 있다.

비타민 B₁₂(시아노코발아민, cyanocobalamin)

신경세포 활성에 가장 중요한 비타민이다. 신경세포의 주위를 둘러싸고 있는 수초(마이엘린, Myelin)를 만들어내는 데 필요하다. 비타민 B₁₂가 부족해지면 척수신경 손상이 오고 기억장애와 치매에 걸릴 수 있다. 고용량의 비타민 B군을 투여하면 심장발작이나 뇌졸중의 위험을 줄일 수 있다. 비타민 B₁₂가 풍부하게 함유된 식품에는 간, 굴, 홍합, 넙치, 가자미, 홍어, 소고기, 양고기, 달걀 등이 있다.

위에 소개한 식품들을 보면 우리가 매일 먹는 음식에서 비타민 B군을 어렵지 않게 섭취할 수 있음을 알 수 있다. 중요한 것은 매일 규칙적으로 이들 식품을 통하여 비타민 B군을 섭취해야만 알츠하이머병과 다른 신경퇴행성 질환들, 만성 염증성 질환들을 예방할 수 있다는 것이다.

3 타임지가 선정한 10대 슈퍼푸드

다음은 미국 타임지가 선정한 10대 우수 식품이다.

토마토
조리된 토마토는 매우 강력한 항산화제인 라이코펜 함량이 높다. 토마토 수프를 꾸준히 먹으면 전립선암, 소화기암을 막을 수 있으며 동맥경화도 예방할 수 있다. 특히 생토마토에는 비타민 C가 풍부하게 존재한다.

레드와인
주성분인 레스베라트롤(resveratrol)이 강력한 항산화 작용과 항암 작용을 나타내고 혈관건강에 좋은 콜레스테롤인 HDL 콜레스테롤을 활성화시킨다. 뇌졸중, 심장병, 알츠하이머병을 예방해준다.

시금치
철분과 엽산을 많이 가지고 있어 신생아의 신경계 기형을 막아준다. 시금치는 루테인(lutein), 작산틴(zeaxanthin)과 같은 피토케미컬 성분도 많은데 시력을 잃게 되는 망막 변성을 막아준다.

견과류
식물성 오메가-3가 나쁜 콜레스테롤인 중성지방과 LDL 콜레스테롤은 낮춰주고 좋은 콜레스테롤인 HDL은 증가시켜 준다.

브로콜리
강력한 피토케미컬인 설포라판(sulforaphane)과 카비놀(Indole-3-carbinol)이 항암 효과를 보인다. 식이섬유와 베타카로틴, 비타민 C가 많이 들어 있다.

귀리
유효 성분인 글루칸이 콜레스테롤을 낮추는 데 탁월한 효과를 보인다. 토코티리에놀(tocotrienols)이라는 비타민 E도 많이 함유되어 있다.

연어
오메가-3 지방산이 풍부하여 혈류를 개선하고 중성지방과 LDL 콜레스테롤을 감소시킨다. 신경세포 보호 효과가 있어 알츠하이머병 예방에도 도움이 된다.

마늘
황화알릴(allyl sulfides) 때문에 독특한 냄새가 나는데 이 성분에는 심장보호 효과가 있고 항균 작용도 한다.

녹차
카테킨(catechin)이라는 폴리페놀 성분이 발암물질에 의한 유전자 손상을 억제하여 항암 효과를 나타낸다.

블루베리
다른 어느 채소나 과일보다 항산화 성분을 많이 가지고 있다. 가장 잘 알려진 것이 안토시아닌(anthocyanins)이라는 플라보노이드인데, 유해 활성산소를 제거하여 심장병과 암을 예방해주는 효과가 있다.

4 치매를 예방해주는 48가지 뇌 건강식

건강하게 치매 없는 우아한 노년을 준비하기 위해 이제부터 치매를 예방할 수 있는 48가지 뇌 건강 음식을 소개한다. 우리나라는 사계절이 뚜렷하여 철 따라 나는 채소와 과일 그리고 생선에 이르기까지 각 계절마다 독특한 식자재들이 있어 다양한 먹거리를 제공하고 있다. 이제 철 따라 나는 음식 재료를 이용하여 뇌 건강식을 준비해보자.

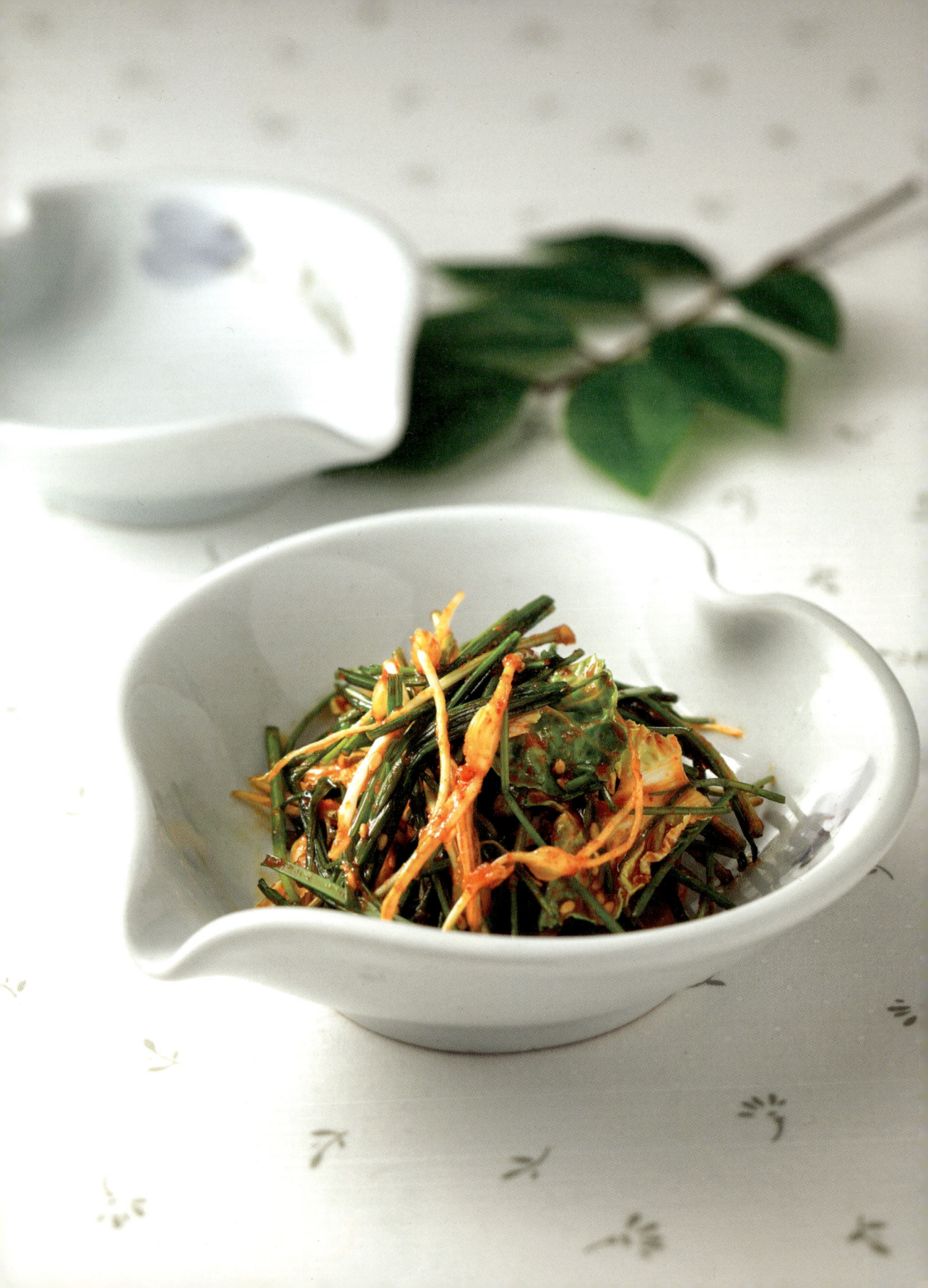

Spring

봄에 좋은 뇌 건강식

추위로 잔뜩 움츠렸던 만물이 소생하는 계절이다. 그러나 봄에는 겨우내 운동이 부족한 상태인데다가 상대적으로 다른 계절에 비해 영양섭취가 부족하기 쉽다. 또한 급변하는 환절기 날씨에 몸이 적응하기 쉽지 않으며 갑자기 운동량이 많아지므로 쉽게 피로감을 느끼게 된다. 이때는 면역력이 저하되어 감기와 같은 호흡기 질환에 걸리기 쉽다. 자, 이제 춘곤증을 떨쳐 버리고 넘치는 봄의 에너지를 담은 제철음식으로 우리의 몸에 활기를 불어 넣어보자.

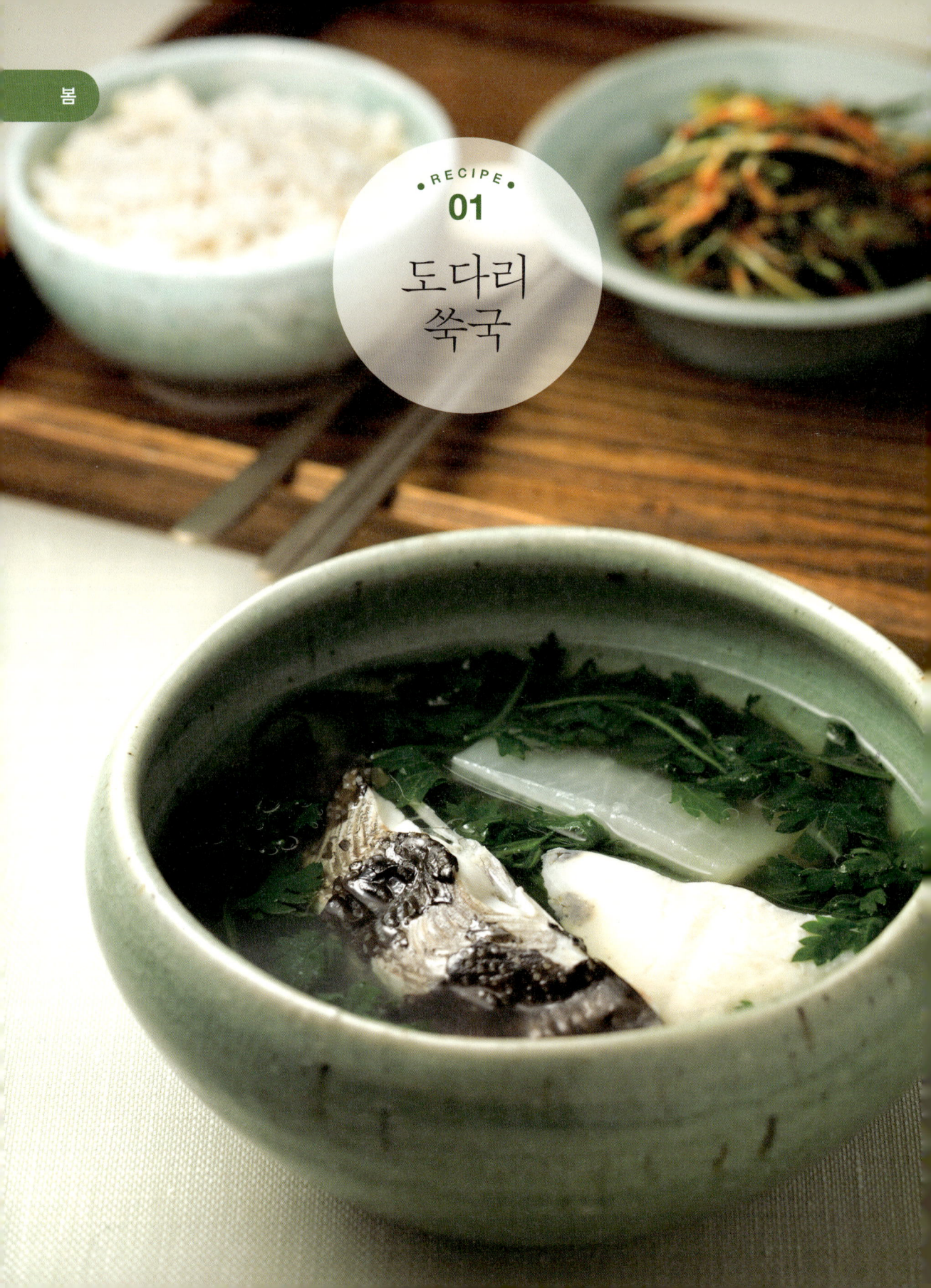

봄

RECIPE 01

도다리 쑥국

열량(kcal)	탄수화물(g)	단백질(g)	지방(g)
207	4.3	35.8	4.5

READY 1인분
도다리 160g, 무 50g, 쑥 20g, 쪽파 10g, 국간장 5ml, 다진 마늘 3g, 소금 약간
육수 국물용 멸치 5g, 다시마 3g, 대파 10g

HOW TO MAKE
1 무는 나박썰어 준비하고 쪽파는 3~4cm 간격으로 잘라 준비한다.
2 멸치, 다시마, 대파를 찬물에 넣고 육수를 낸다. 다시마는 물이 끓고 3분이 지나면 꺼내고 나머지는 익으면 건져 낸다.
3 2의 육수에 나박썬 무, 국간장을 넣고 한번 끓기 시작하면 도다리를 넣어준다.
4 도다리가 익으면 다진 마늘과 쑥, 쪽파, 소금을 넣고 살짝 끓여 완성한다.

TIP
- 쑥은 너무 오래 끓이면 색이 바라고 향이 날아갈 수 있으므로 센 불에 넣어 살짝만 끓여낸다.
- 소량의 레몬즙이나 식초를 넣으면 더욱 시원하고 개운한 맛을 느낄 수 있다.
- 식성에 따라 청양고추, 된장을 넣어도 좋다.
- 육수에 사용되는 멸치는 기름을 두르지 않은 팬에 넣고 고소한 향이 날 정도로 살짝 볶아 사용하면 깔끔한 멸치 육수를 만들 수 있다.

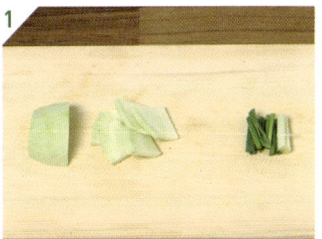

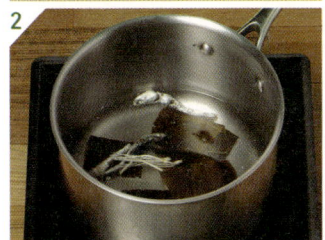

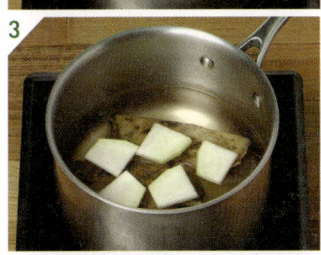

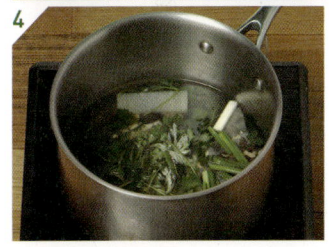

도다리
단백질은 약 20%로 아주 풍부한 반면 지방은 약 0.7%로 적다. 이 밖에 비타민 B_1, B_2, E, 니아신도 많이 포함되어 있다. 글루타민산, 글리신, 알라닌, 라이신과 같은 아미노산도 균형 있게 들어 있다. 빠른 두뇌 회전이 요구될 때 꼭 필요한 영양소들이 풍부한 음식이다. 입맛도 돋우고 머리를 맑게 하여 치매 예방에 좋다.

쑥
쑥은 무기질과 비타민 A, 비타민 B_1, 비타민 C 등의 함량이 높아 신진대사를 활발하게 한다. 쑥의 독특한 향기는 치네올(cineol)이라는 정유(essential oil) 성분 때문이며 봄철 입맛을 돋운다. 또한 카페올키닉산(caffeoylquinic acid)이라는 물질은 항염증 작용이 강하여 신경세포를 보호해주고, 페놀릭 성분은 항산화 효능이 있다. 쑥의 이러한 주요 성분들은 노화 억제, 치매 및 암 예방 효과가 있다.

봄

RECIPE
02

미나리 해물전

열량(kcal)	탄수화물(g)	단백질(g)	지방(g)
290	33.5	31.5	4.5

READY 1인분

홍합살 20g, 오징어 30g, 새우살 30g, 미나리 25g, 양파 10g, 홍고추 5g, 부침가루 40g, 물 50ml, 식용유 5ml

HOW TO MAKE

1 홍합살, 새우살은 소금물에 흔들어 씻어 건져내 물기를 빼고, 오징어는 껍질을 벗겨 가늘게 채썬다. 미나리는 3cm 간격으로 썰고, 양파는 채썰고 홍고추는 어슷썰어 준비한다.
2 부침가루에 물을 넣고 거품기로 저어 부침반죽을 만든다.
3 2에 오징어, 홍합살, 새우살, 미나리, 양파, 홍고추를 넣고 잘 섞는다.
4 잘 달궈진 프라이팬에 식용유를 두르고 반죽을 한입 크기로 동그랗게 부친다.

TIP

- 찬물로 반죽을 하면 부침개를 더 바삭하게 조리할 수 있다.
- 부추, 쪽파 등 수분이 있는 채소의 경우, 부침반죽의 물을 정량보다 적게 넣어야 알맞은 반죽 농도를 만들 수 있다.

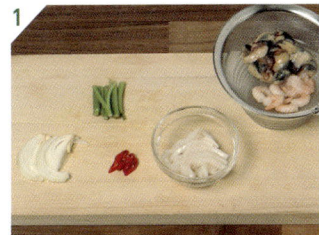
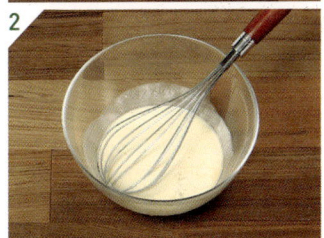
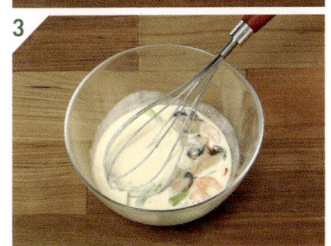
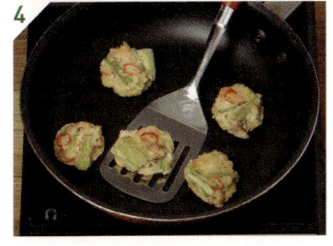

미나리

비타민 A, 비타민 B, 비타민 C와 플라본, 칼륨, 칼슘, 철분 등이 많이 들어 있는 알칼리성 식품이다. 엽록소, 엽산, 철분 함유량이 풍부하여 빈혈을 예방할 수 있으며 혈류를 개선하여 혈압 강하 효과를 보인다. 캄펜(camphene), β-피넨(β-pinene), 미리스틴(myristin), 카르바크롤(carvacrol), 시아노사이드(cyanoside) 등의 정유(essential oil) 성분 때문에 독특한 향이 있어 입맛을 자극시킨다. 그 중 카르바크롤은 항염증 작용이 강하여 신경세포 보호 효과가 있고, 시아노사이드는 활성산소를 제거하여 미토콘드리아 기능을 개선시킨다. 모두가 신경세포를 보호하여 치매를 막아줄 수 있는 성분이다.

봄

RECIPE
03

두릅파프리카 무쌈말이

열량(kcal)	탄수화물(g)	단백질(g)	지방(g)
68	9.4	1.7	3.1

READY 1인분
두릅 50g, 빨간색 파프리카 20g, 노란색 파프리카 20g, 오렌지색 파프리카 20g, 쌈무 20g, 소금 약간
고추장 양념장 고추장 10g, 참기름 5ml, 식초 3ml, 통깨/설탕 약간

HOW TO MAKE
1 두릅은 끓는 물에 소금을 넣고 데쳐 물기를 빼서 준비한다.
2 빨간색, 노란색, 오렌지색 파프리카는 채썰어 준비하고, 쌈무는 물기를 제거한다.
3 물기를 뺀 쌈무에 두릅, 빨간색·노란색·오렌지색 파프리카를 넣고 돌돌 만다.
4 믹싱볼에 고추장, 참기름, 식초, 통깨, 설탕을 넣고 섞어 초고추장을 만든 후 함께 곁들여 낸다.

TIP
- 두릅은 끓는 물에 줄기 부분부터 넣고 데쳐야 전체적으로 알맞게 데칠 수 있다.

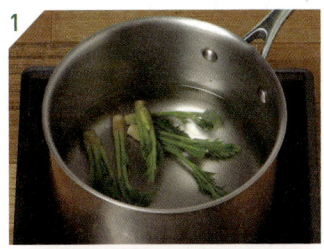
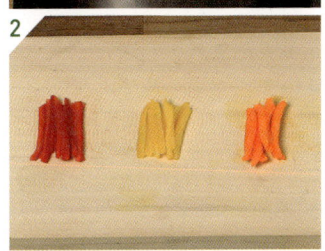
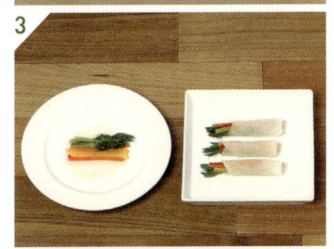
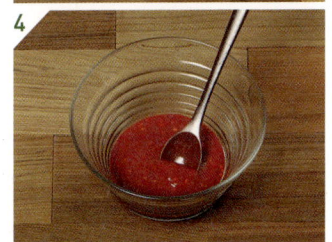

두릅
단백질이 많고 지방·당질·섬유질·인·칼슘·철분·비타민 B_1, B_2, 비타민 C와 사포닌 등이 들어 있다. 이러한 성분들이 혈당을 내리고 혈중 LDL 콜레스테롤을 낮추어 당뇨병과 동맥경화를 막아주므로 뇌혈관 질환과 치매 발생을 예방할 수 있다.

봄

RECIPE
04

고들빼기 김치

열량(kcal)	탄수화물(g)	단백질(g)	지방(g)
109	19.2	6.6	1.8

READY 1인분
고들빼기 70g, 소금 7g
고들빼기 양념장 굵은 고춧가루 20g, 실파 5g, 마늘 10g, 생강 5g, 새우젓 5g, 멸치액젓 5g, 찹쌀풀 10g, 물엿 3g, 설탕 1g, 소금 약간

HOW TO MAKE
1 고들빼기를 잘 손질하여 깨끗이 씻은 후 소금물에 담가 무거운 돌을 위에 얹어 놓고 3일간 삭힌다.
2 실파는 다듬어 3cm 길이로 썰고, 마늘과 생강은 곱게 다진다. 볼에 양념장 재료를 넣고 양념장을 만들어 놓는다.
3 1이 잘 삭으면 건져서 물기를 빼고 큰 그릇에 담아 양념장을 넣어 함께 잘 버무린다.
4 용기에 3을 꼭꼭 눌러 담고 냉장고에서 숙성시킨다.

TIP
- 고들빼기의 쓴맛이 너무 빠지면 맛이 없으므로 주의한다.
- 고들빼기를 삭히는 소금물의 염도는 보통 배추김치 절이는 염도와 같은 2~3%가 적당하다.

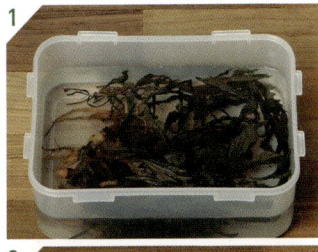

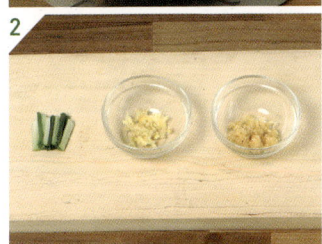

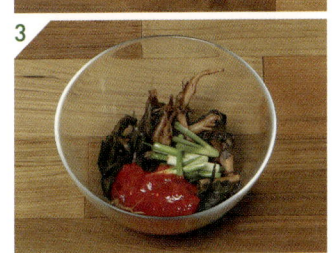

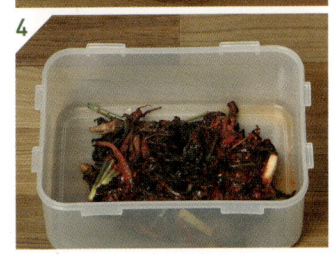

> **고들빼기**
> 쓴 맛을 내는 성분인 트리테르페노이드(triterpenoid)는 사포닌의 일종으로 알리파틱산(aliphatic acid)과 함께 항암 효과와 면역력 개선 효과를 가지고 있다. 최근 연구에 의하면 알리파틱산의 변형체인 아그마틴(agmatine)은 신경전달물질로 작용하는 동시에 신경세포를 보호하며 인지기능 개선 효과를 보인다고 한다. 항산화 효능이 있는 시아노사이드는 노화를 억제해준다.

봄

RECIPE
05

냉이
참깨죽

열량(kcal)	탄수화물(g)	단백질(g)	지방(g)
251	42.4	6.9	6.1

READY 1인분

냉이 40g, 멥쌀 30g, 찹쌀 20g, 참깨 5g, 간장 5g, 다진 마늘 3g, 참기름 3ml
육수 무 20g, 양파 10g, 다시마 약간

HOW TO MAKE

1 다시마를 찬물에 최소 1시간 이상 담가둔 다음 무, 양파를 넣고 끓기 시작하면 다시마를 건져내고 무와 양파는 더 끓인 후 건져낸다.
2 멥쌀, 찹쌀은 깨끗이 씻어 2시간 이상 충분히 불린 후 1의 육수에 넣고 중간 불에서 넘치지 않게 끓여준다.
3 냉이는 깨끗이 다듬어 데친 후 1~2cm 크기로 썰어 간장, 다진 마늘을 넣어 무쳐 놓는다.
4 참깨는 믹서기에 곱게 갈아 준비하고, 2의 쌀이 끓어 밥알이 퍼지면 준비된 냉이와 참깨를 넣어 끓인 후 참기름을 넣어 완성한다.

TIP

• 기호에 따라 간장과 고춧가루를 섞어 만든 양념장을 곁들여도 좋다.

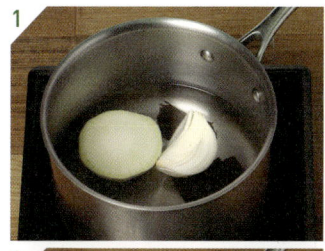

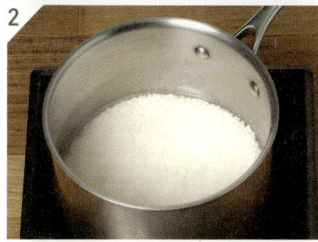

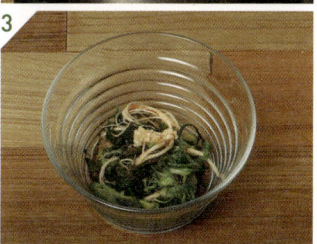

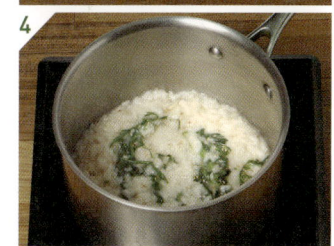

냉이
비타민 B₁, C, 단백질, 칼슘, 철분 등이 풍부하여 신진대사를 촉진시키며, 설포라판(sulphoraphane)이라는 성분이 강력한 항염증 효과를 나타내 신경세포 퇴행을 막아준다.

봄

RECIPE 06

달래 봄동무침

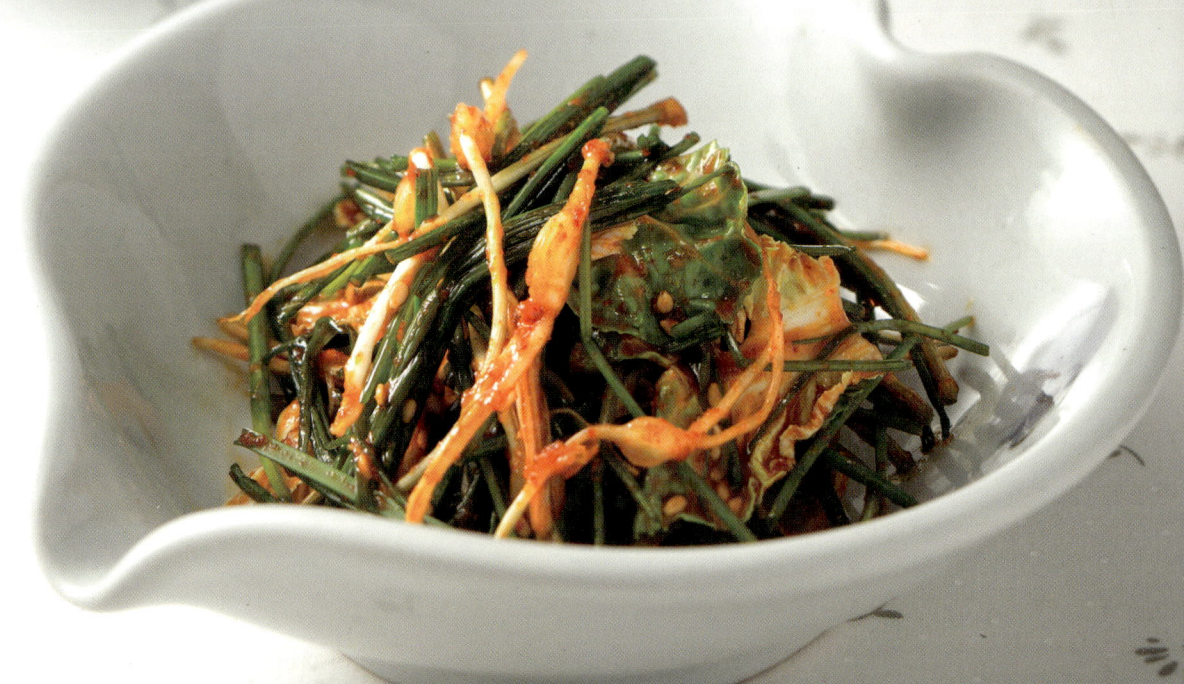

열량(kcal)	탄수화물(g)	단백질(g)	지방(g)
79	13.6	3.4	1.9

READY 1인분
달래 40g, 봄동 30g
양념장 고추장 10g, 고춧가루 3g, 식초 10ml, 설탕 5g, 참깨 2g, 소금 약간

HOW TO MAKE
1. 달래와 봄동은 깨끗하게 씻어서 한입 크기로 썬다.
2. 볼에 고추장, 고춧가루, 식초, 설탕, 참깨, 소금을 넣고 양념장을 만든다.
3. 달래와 봄동에 양념장을 넣고 재료의 형태가 유지되도록 가볍게 무쳐준다.

TIP
- 달래는 생으로 무쳐내야 본연의 맛이 더 살아난다.
- 먹기 직전 바로 무쳐야 물기가 생기지 않아 먹기에 좋다.

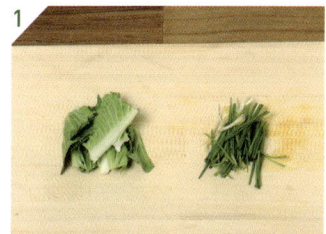

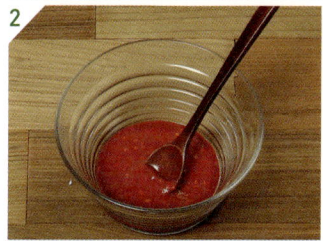

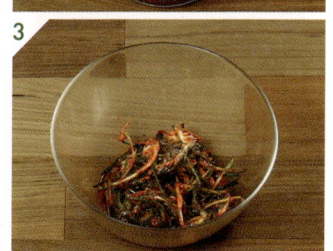

달래
비타민 A, 비타민 B_1, 비타민 C, 칼슘, 칼륨 등이 풍부하게 들어 있다. 달래의 '칼륨' 성분은 염분을 배출하는 기능이 있어 고혈압을 막아준다. 또한 마늘이나 양파와 마찬가지로 알리인(allicin)과 알리닌(allinin) 함량이 높아 강력한 항산화 기능이 있으므로 산화성 스트레스에 의해 신경세포가 죽어 나가는 것을 막아서 치매와 같은 퇴행성 신경질환의 발생 위험을 낮춰준다.

봄

RECIPE
07
소고기
아스파라거스
말이

열량(kcal)	탄수화물(g)	단백질(g)	지방(g)
124	1.7	11.1	7.8

READY 1인분
슬라이스 소고기(등심) 50g, 아스파라거스 2줄, 마늘 5g, 소금/후추/식용유 약간
간장소스 양념장 간장 10ml, 버터 10g

HOW TO MAKE
1. 소고기는 소금, 후추로 밑간을 미리 해둔다.
2. 아스파라거스는 딱딱한 끝부분을 잘라내고 윗부분을 끓는 물에 살짝 데쳐내고, 마늘은 다져서 준비한다.
3. 프라이팬에 식용유를 두르고 얇게 다진 마늘을 볶아 준비하고, 녹인 버터와 간장을 섞어 양념장을 만들어 놓는다.
4. 밑간을 한 소고기에 2의 아스파라거스를 올려 말아준 다음 달궈진 팬에 굽고, 3의 양념장을 뿌려 살짝 졸인다.

TIP
- 소고기를 칼등으로 살짝 저며서 말면 더 잘 말리고 보기에도 좋다.
- 연한 아스파라거스는 데치지 않고 그냥 사용해도 괜찮다.

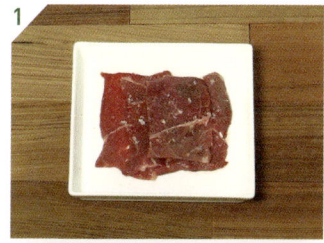
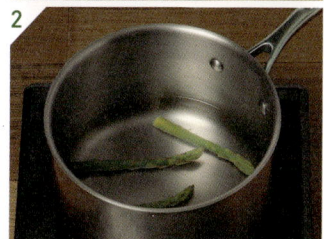
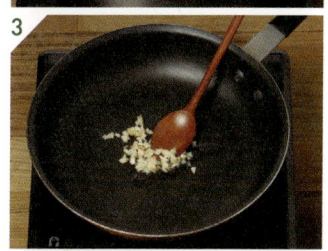
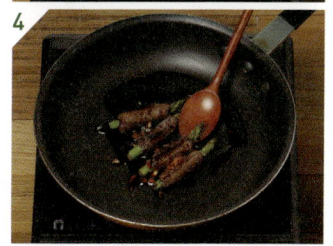

아스파라거스
식이섬유가 풍부하여 해독 효능이 있으며 엽산, 비타민 A, 비타민 C, 비타민 E, 비타민 K, 글루타치온(glutathione)의 함유량이 많아 항산화, 항암, 항염증 효과가 있다. 이는 실제로 노화 억제, 심혈관 질환 예방, 인지기능 저하 방지의 효과로 이어진다.

봄

RECIPE
08

완두콩 수프

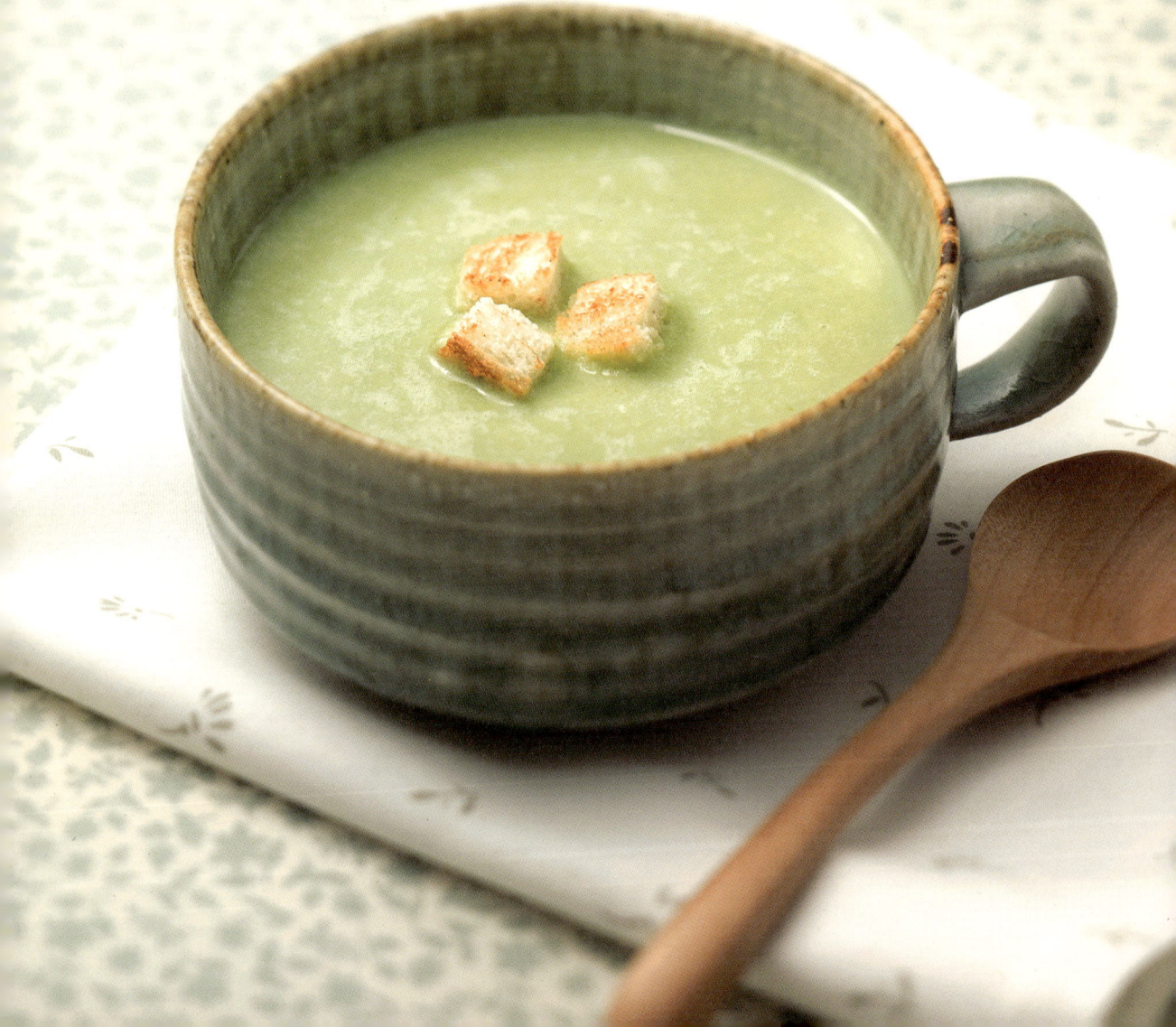

열량(kcal)	탄수화물(g)	단백질(g)	지방(g)
185	14.6	4.2	12.1

READY 1인분
완두콩 30g, 양파 10g, 밀가루 10g, 버터 10g, 생크림 30ml, 물 400ml, 월계수잎 1장, 소금/후추 약간

HOW TO MAKE
1 완두콩은 물기를 빼고 양파는 채썬다.
2 냄비에 양파를 넣고 볶다가 완두콩을 넣어 볶은 후 물과 월계수잎을 넣어 끓인다.
3 또 다른 냄비에는 버터를 넣고 녹으면 밀가루를 넣고 살짝 볶아 화이트루*를 만들어 놓는다.
 *'루'는 밀가루와 버터를 1:1로 볶은 것을 말한다.
4 2의 완두콩이 익으면 월계수잎을 건져내고 믹서에 곱게 간 후 생크림과 화이트루를 넣고 중간 불에서 저어 끓인 다음 소금과 후추로 간을 한다.

TIP
- 화이트루를 만들 때 오래 볶으면 갈색을 띠기 때문에 주의한다.
- 물 대신 맑게 끓인 치킨육수를 사용하면 깊은 맛의 완두콩수프를 만들 수 있다.

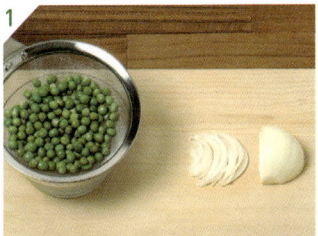
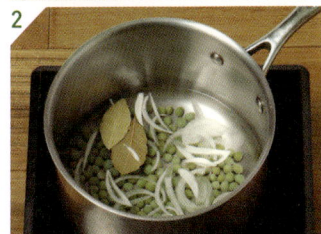
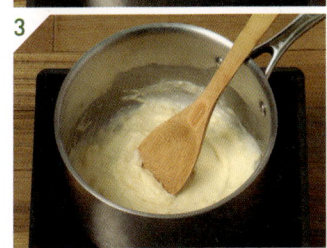
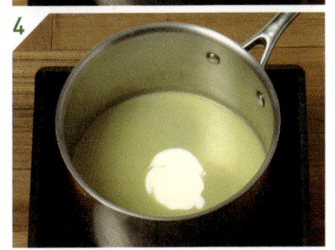

완두콩
항산화, 항염증 작용으로 노화와 치매 발생을 억제한다. 엽산도 풍부하게 들어 있는데 알츠하이머병 및 우울증 예방 효과가 있는 성분이다. 니아신은 나쁜 지방인 LDL 콜레스테롤과 중성지방을 감소시켜 동맥경화, 심혈관 질환 및 뇌혈관 질환 예방에 효과가 있다.

봄

RECIPE
09
주꾸미
샐러드

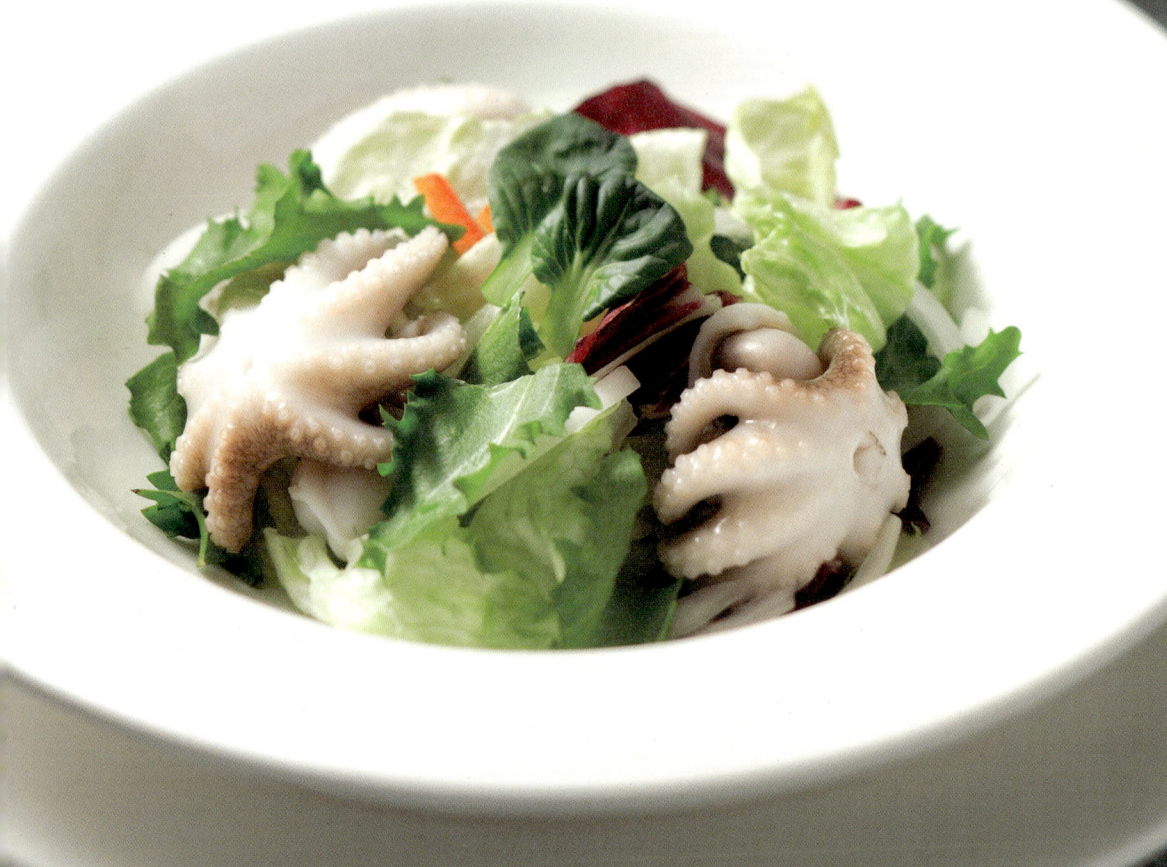

열량(kcal)	탄수화물(g)	단백질(g)	지방(g)
101	12	7.3	3.1

READY 1인분

주꾸미 70g, 양파 20g, 양상추 30g, 라디치오 10g, 치커리 5g, 비타민 10g, 풋고추 2g
고추기름 드레싱 고추기름 5ml, 올리브오일 5ml, 매실청 5ml, 식초 2ml, 소금/후추 약간

HOW TO MAKE

1 주꾸미는 손질하여 끓는 물에 데친 다음 찬물에 식혀 먹기 좋은 크기로 썰어준다.
2 양파와 풋고추는 채썰어 준비한다.
3 양상추, 라디치오, 치커리, 비타민은 먹기 좋은 크기로 뜯은 다음 깨끗이 씻어 찬물에 담가 준비한다.
4 볼에 드레싱 재료를 잘 섞어 고추기름 드레싱을 만들고, 그릇에 재료들을 담아 함께 곁들인다.

TIP

- 소스를 무치지 않고 따로내 조절하여 먹을 수 있도록 한다.
- 주꾸미 손질 시 밀가루를 뿌려 바락바락 문질러서 빨판의 이물질을 제거하고, 머리 속 내장을 제거한 후 끓는 물에 데쳐낸다.

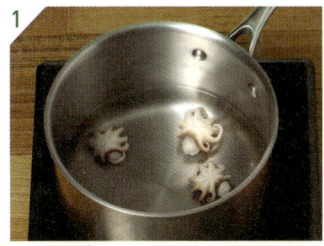
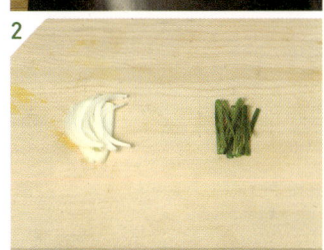
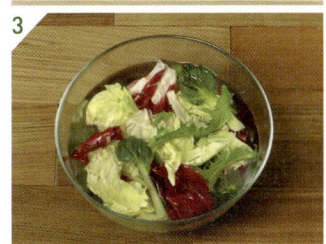
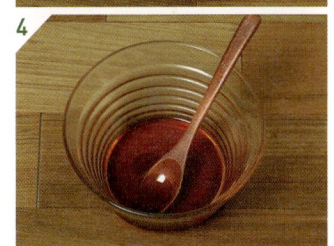

주꾸미

양질의 단백질과 칼슘, 칼륨, 인, 셀레늄, 철 같은 필수 미네랄이 풍부하게 함유되어 있고, 비타민 A, 비타민 B_{12}, 비타민 C가 있어 빈혈 예방, 시력보호, 면역증강 효과가 있다. 또한 오메가-3 함량이 높아 심장질환과 암을 예방해주며 알츠하이머병 발생을 억제해주는 효과도 있다. 중요한 유기산인 타우린은 항산화 및 혈압강하 작용이 있으며 혈중 LDL 콜레스테롤을 낮추어 동맥경화 예방 효과가 있다.

봄

RECIPE
10

바지락 무침

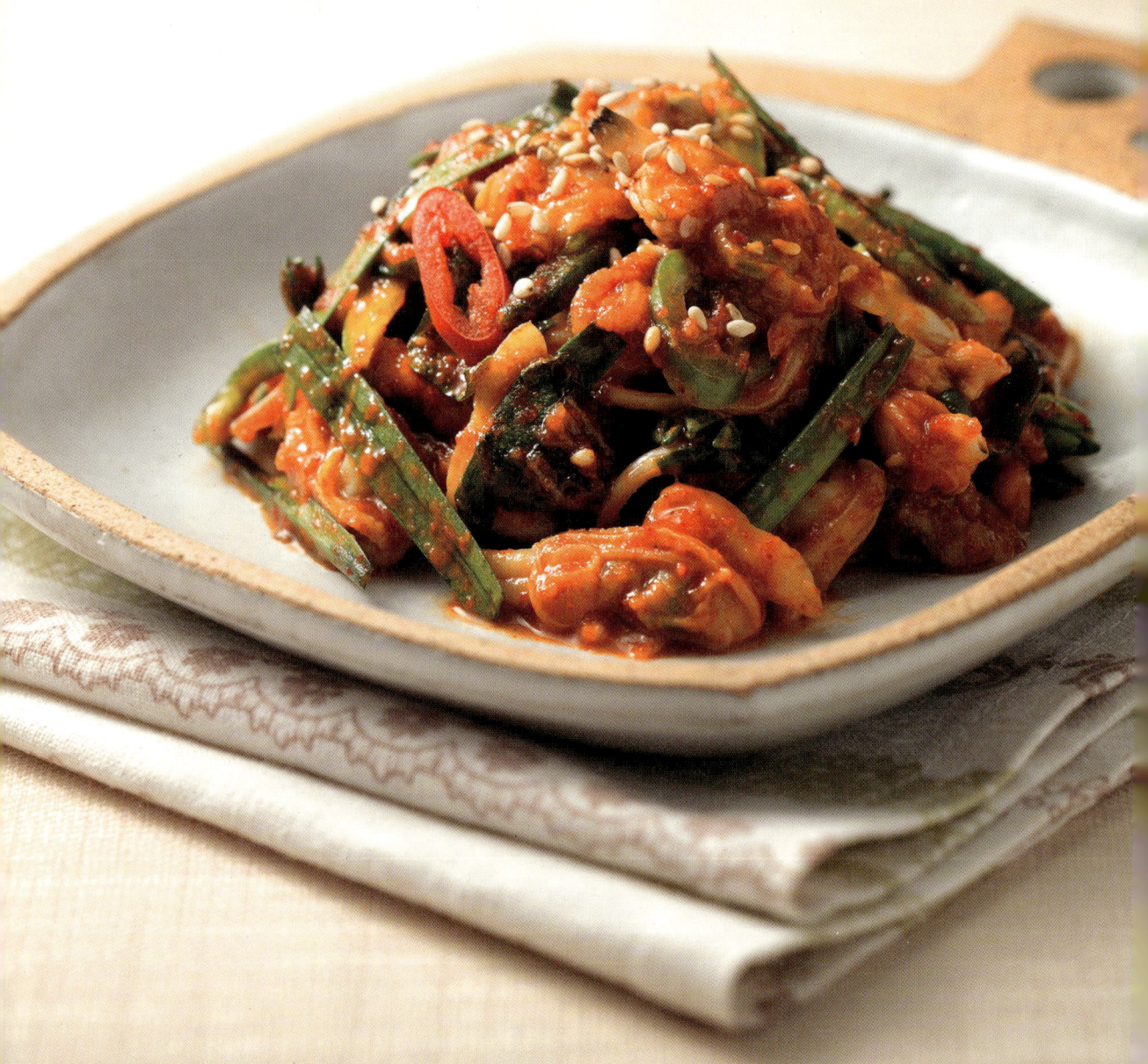

열량(kcal)	탄수화물(g)	단백질(g)	지방(g)
199	18.5	16.7	6.6

READY   1인분

바지락 100g, 오이 20g, 양파 20g, 청·홍고추 5g, 깻잎 10g, 쪽파 10g, 부추 10g, 청주 30ml
양념장 고추장 30g, 식초 5ml, 올리고당 5g, 레몬즙 5ml, 다진 마늘 5g, 고춧가루 2g, 참기름 5ml, 통깨/설탕 약간

HOW TO MAKE

1. 끓는 물에 바지락과 청주 30ml를 넣은 후 살짝 익힌다.
2. 바지락 껍질이 살짝 벌어질 때 불을 끄고 접시에 넓게 펼쳐서 식힌 다음, 바지락의 껍질과 살을 분리한다.
3. 오이, 양파, 고추, 깻잎은 채썰고, 부추, 쪽파는 4cm 크기로 자른다.
4. 볼에 양념장 재료를 넣고 섞어 양념장을 만들고 바지락살과 준비한 야채를 함께 버무린다.

TIP

- 바지락은 연한 소금물에 담가 어두운 곳에 3~4시간쯤 두면 해감을 토해낸다.
- 바지락을 오래 끓이면 즙이 빠져 질기고 맛이 떨어지기 때문에 청주를 넣어준 후 살짝만 익힌다.
- 무침은 먹기 직전에 무쳐야 수분 없이 맛있게 먹을 수 있다.

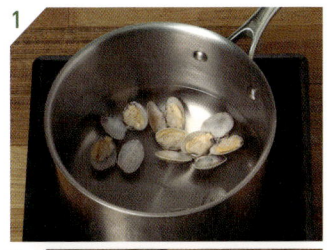

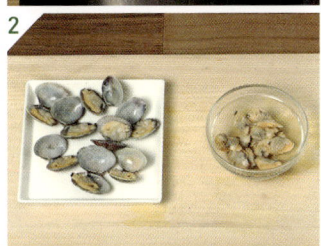

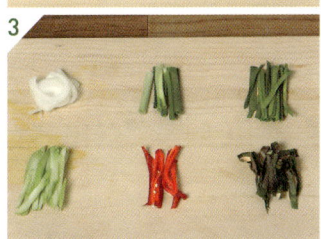

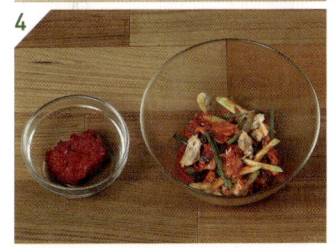

바지락

비타민 B₁₂와 비타민 E 함량이 높아 알츠하이머병 위험을 줄여준다. 그리고 아연, 타우린, 리보플라빈, 셀레늄, 양질의 단백질, 철분(굴에 비해 3배 높다.), 칼륨 등의 성분이 빈혈과 고혈압, 관절염, 당뇨, 골다공증 위험을 줄이고 면역력을 향상시킨다.

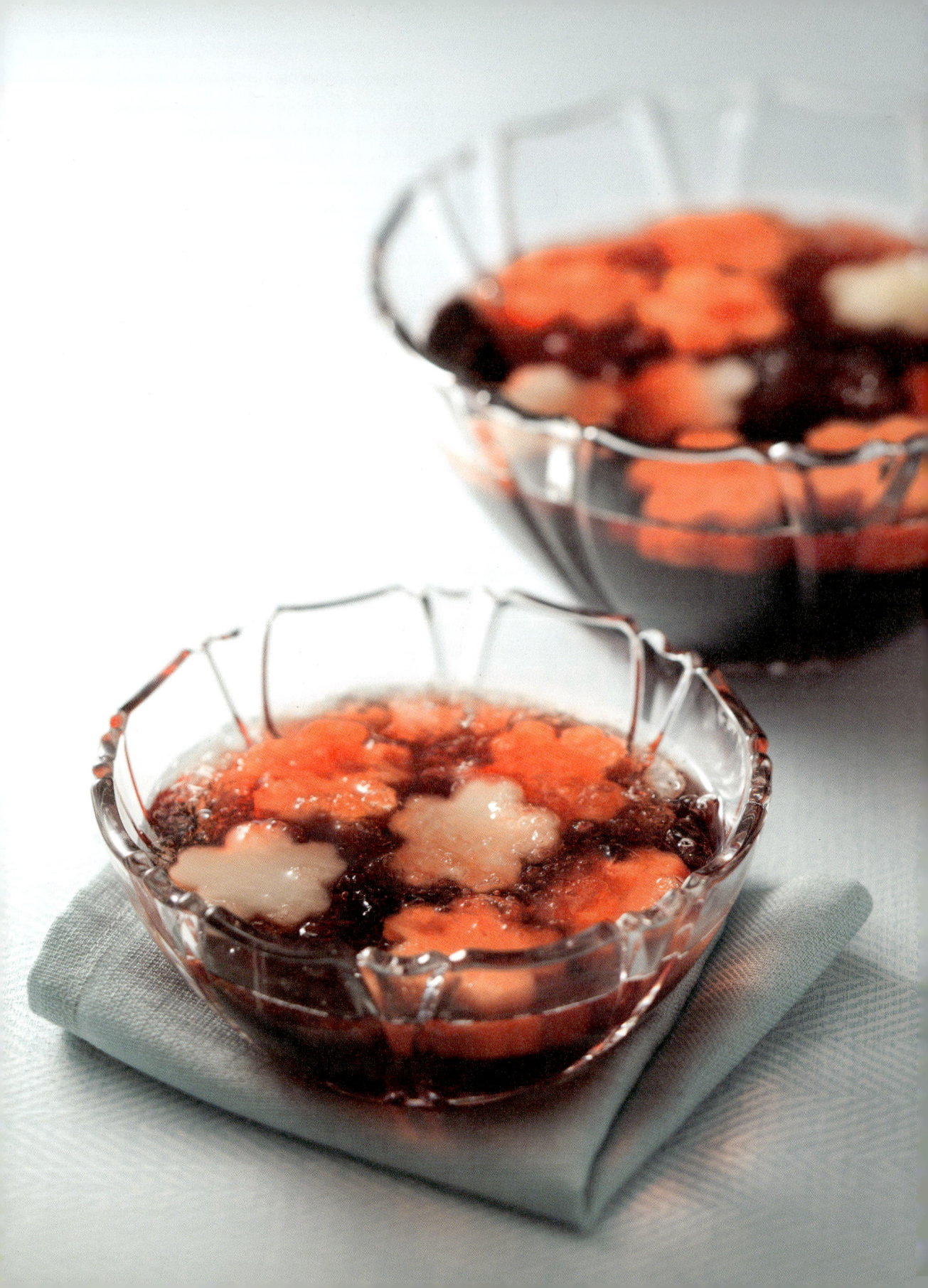

Summer

여름에 좋은 뇌 건강식

고온 다습한 기후가 우리를 지치게 하여 체력이 저하되고 면역력도 떨어진다. 우리 몸은 실외의 심한 더위와 실내의 과도한 냉방에 번갈아 노출되어 많은 스트레스를 받게 되며, 비타민을 비롯한 각종 필수 영양소 소비가 급격히 늘어난다. 따라서 적절한 영양 보충으로 여름을 이겨내야 한다. 자외선 지수가 높은 날에 무리한 야외 활동을 하면 체내의 활성산소 양이 급격히 늘어날 수 있는데, 이는 노화를 재촉하는 일이다. 풍성한 제철채소와 제철과일로 노화를 방지하고 여름을 이겨내자.

여름

· RECIPE ·
01

도라지 오이생채

열량(kcal)	탄수화물(g)	단백질(g)	지방(g)
91	19.5	2.7	0.9

READY 1인분
도라지 50g, 오이 30g, 대파 10g
양념장 다진 마늘 5g, 설탕 2g, 식초 5ml, 고추장 10g, 고춧가루 3g, 소금/참깨 약간

HOW TO MAKE
1 도라지에 소금을 뿌려 문지른 후 30분 정도 물에 담가 쓴 맛을 제거한 다음 물기를 꼭 짠다.
2 오이는 적당한 크기로 어슷썰어 소금에 절인 뒤 물에 헹궈 물기를 꼭 짜고, 대파도 어슷썰어 준비한다.
3 볼에 양념장 재료를 넣어 양념장을 만든다.
4 도라지, 오이, 대파를 양념장과 함께 볼에 담아 버무려 마무리한다.

TIP
- 바로 먹을 경우에는 오이를 절이지 않고 사용하면 오이의 신선한 맛을 느낄 수 있다.

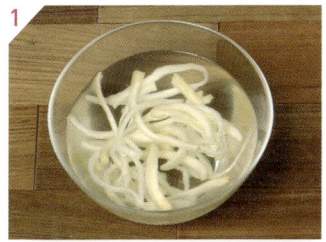

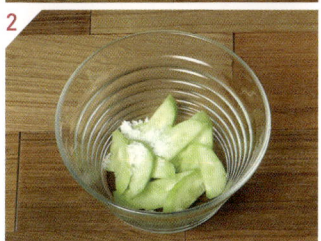

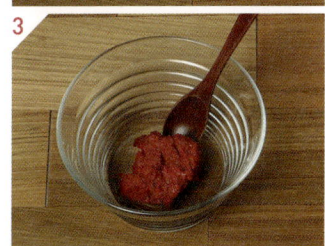

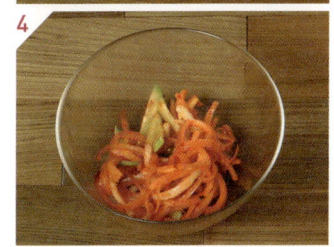

도라지
플라티코사이드(platycoside)라는 사포닌 성분이 높아 항염증 효과와 면역력 증강 효과가 있으며 기억력을 향상시키는 효능이 있다.

여름

RECIPE
02

애호박 고기박이찜

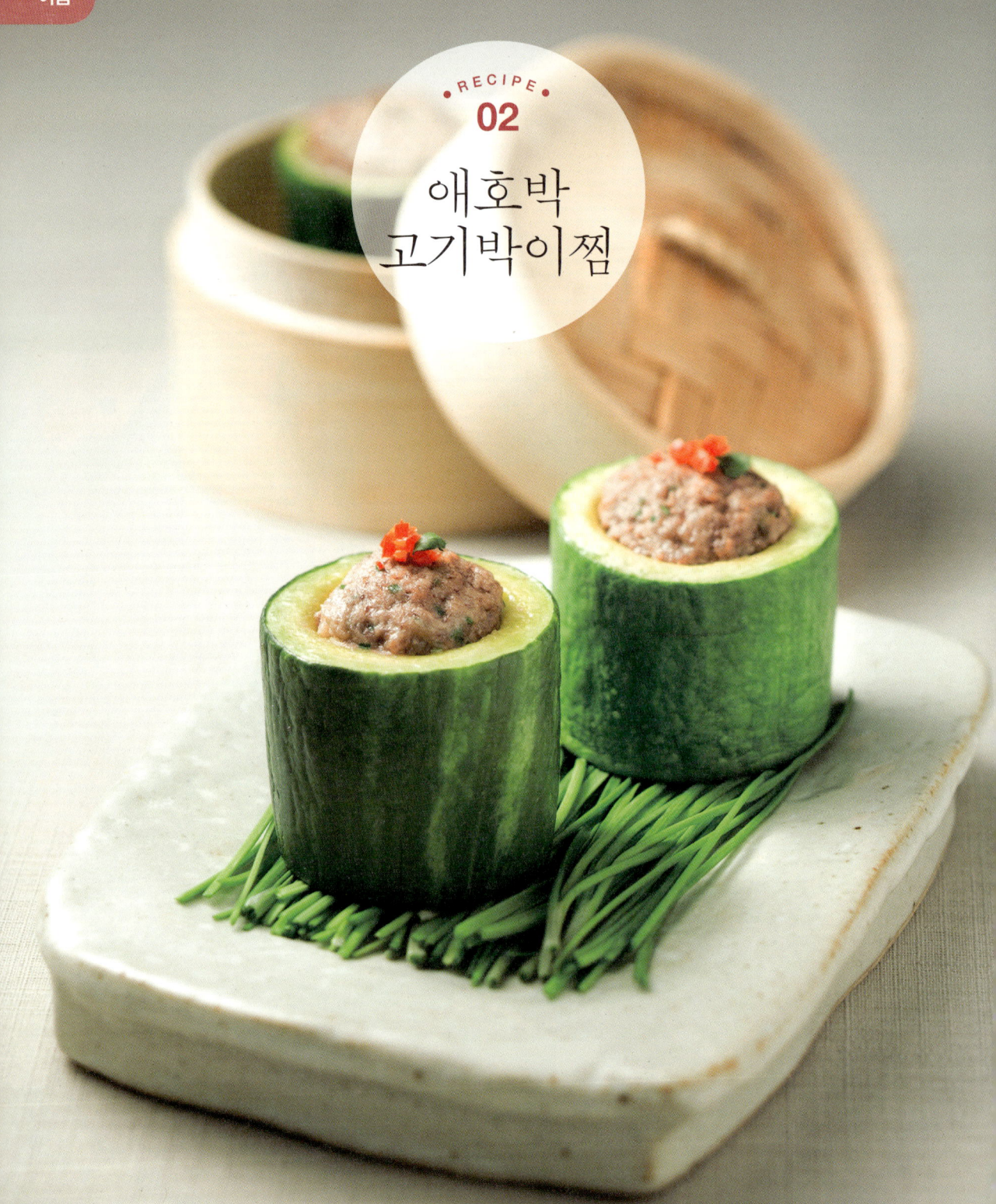

열량(kcal)	탄수화물(g)	단백질(g)	지방(g)
172	10	15.7	7.7

READY 1인분

애호박 75g, 다진 소고기 60g, 다진 두부 30g, 양파 15g, 실파 5g, 홍고추 5g, 생강즙 3ml, 다진 마늘 2g, 소금/후추/녹말가루 약간

HOW TO MAKE

1 애호박은 4cm 두께로 썰어 가운데 씨 부분을 숟가락으로 파내고, 소금을 솔솔 뿌려 잠시 재웠다가 물기가 배어 나오면 마른 면포로 물기를 닦고 녹말가루를 뿌린다.
2 다진 소고기는 종이타월로 핏물을 제거하고 도마에 올려 한번 더 다진 후 다진 두부, 양파, 실파, 홍고추, 다진 마늘, 생강즙, 소금, 후추와 함께 볼에 넣고 조물조물 양념한다.
3 준비한 애호박을 한 손에 쥐고 홈이 파인 곳에 2의 양념한 고기 속을 숟가락으로 떠서 소복하게 올려 모양을 다듬는다.
4 김이 충분히 오른 찜기에 3을 담아 20~25분 정도 푹 쪄서 완성한다.

TIP

• 애호박에 소금을 뿌려 물기를 제거해야 고기 속이 분리되지 않는다.

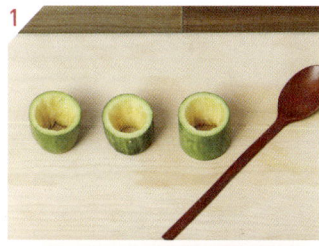

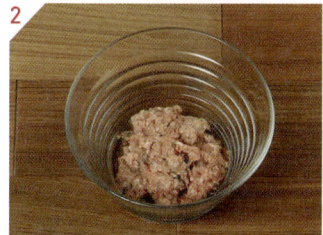

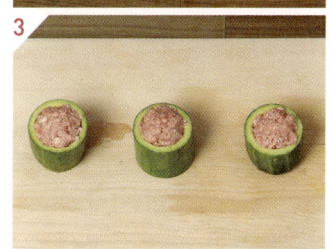

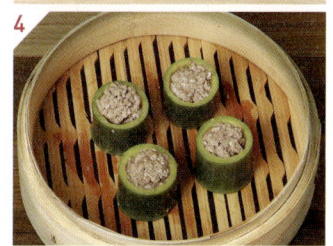

애호박

비타민 A, 비타민 C를 함유하고 있으며 치매 예방에 도움이 되는 레시틴도 들어 있다. 그밖에 섬유소와 미네랄 성분이 풍부하며 루테인, 카로테노이드 성분은 시력을 보호하고 노화 예방 효과가 있다. 이 외에 혈당을 조절하여 당뇨를 예방하며 혈압을 내리는 효능이 있다.

여름

RECIPE 03

팽이버섯가지
롤구이

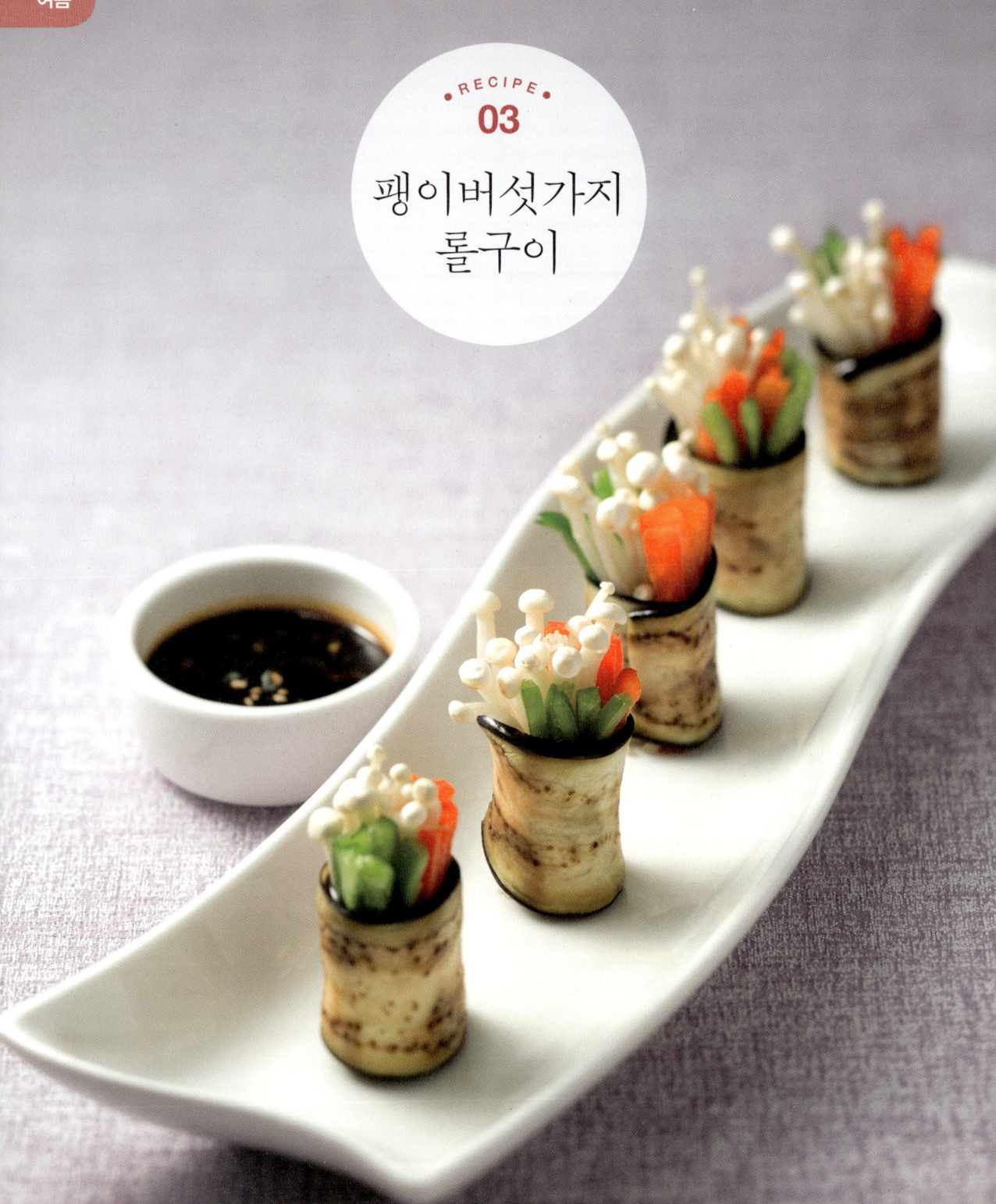

열량(kcal)	탄수화물(g)	단백질(g)	지방(g)
73	9.5	3.6	3.3

READY 1인분

가지 100g, 팽이버섯 50g, 피망 20g, 빨간색 파프리카 20g, 식용유 10ml
양념장 굴소스 5g, 간장 10ml, 고운 고춧가루 2g, 다진 마늘 2g, 다진 파 2g, 소금/후추/참기름 약간

HOW TO MAKE

1 가지는 길이로 얇게 슬라이스해서 소금과 후추로 10~20분간 살짝 밑간을 하고, 팽이버섯은 깨끗이 씻어 밑둥을 자르고, 피망과 빨간색 파프리카는 채썰어 준비한다.
2 가지에 팽이버섯, 피망, 빨간색 파프리카를 가지런히 올려 돌돌 말아준 뒤 이쑤시개로 고정시킨다.
3 볼에 양념장 재료를 넣고 골고루 섞어 소스를 만든다.
4 식용유를 두른 프라이팬에 2를 앞뒤로 굴려가며 약 1분간 익힌 후 3의 양념장을 발라가며 살짝 구워낸다.

TIP

- 가지를 소금으로 절여 부드러워지면 팽이버섯을 말 때 쉬워진다.
- 가지나 팽이버섯은 빨리 익으므로 잘 굴려주어 양념이 충분히 스며들도록 한다.

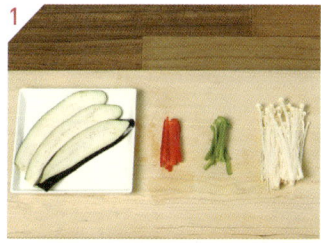
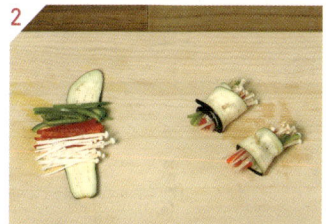
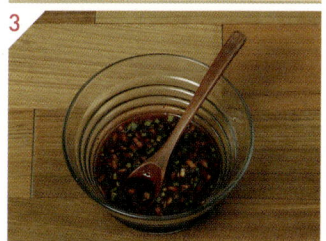
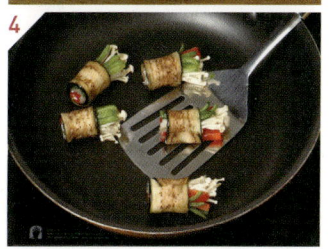

가지

식이섬유, 비타민 C를 풍부하게 함유하고 있으며, 안토시아닌의 일종인 나수닌(nasunin)은 활성산소를 감소시켜 노화와 알츠하이머병 예방 효과가 있다. 또한 폴리페놀 화합물인 클로로제닉산(chlorogenic acid)은 항산화 작용 이외에 동맥경화를 유발하는 LDL 콜레스테롤의 혈중 농도를 떨어뜨려 심장 질환, 뇌혈관 질환의 위험을 낮춰준다.

여름

· RECIPE ·
04

부추잡채

열량(kcal)	탄수화물(g)	단백질(g)	지방(g)
230	15	12	13.8

READY 1인분

부추 50g, 돼지고기 뒷다리 30g, 빨간색 파프리카 10g, 노란색 파프리카 10g, 오렌지색 파프리카 10g, 양파 10g, 표고버섯 10g, 마늘 5g, 식용유 30ml, 굴소스 5g, 진간장/참기름 약간

돼지고기 밑간 진간장 2ml, 계란 20g(반개 정도 풀어서), 전분 10g, 소금/후추 약간

HOW TO MAKE

1 부추는 깨끗이 씻어 4~5cm 길이로 썰고, 양파, 파프리카, 표고버섯은 채썰어 준비하고, 마늘은 곱게 다진다.
2 볼에 돼지고기, 진간장, 계란, 전분, 소금, 후추를 넣고 주물러서 밑간을 한다.
3 식용유를 두른 프라이팬에 2를 넣고 데치듯이 튀겨낸다.
4 팬에 마늘을 넣고 볶다가 양파, 표고버섯, 파프리카를 넣고, 반쯤 익으면 고기, 굴소스, 진간장을 넣고 볶아준다. 마지막에 부추를 넣고 살짝 볶다가 참기름을 두른다.

TIP

- 부추는 길이가 길고 대가 굵은 중국부추(호부추)를 사용하는 것이 좋으며, 숨이 죽지 않도록 센 불에서 재빨리 볶아내도록 한다.

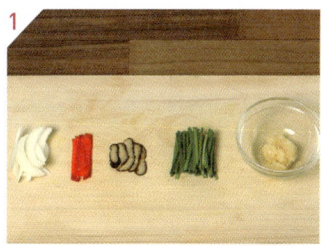

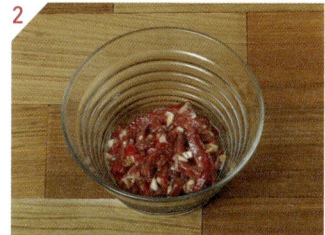

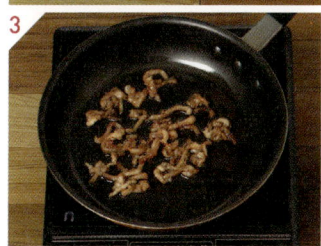

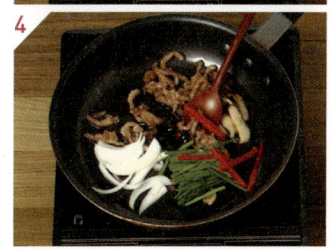

부추

비타민 A와 비타민 C, 칼슘, 철, 카로틴 성분이 풍부하게 함유되어 있다. 부추의 독특한 냄새는 유황화알릴(allyl sulfur) 성분 때문인데 강력한 항산화 효과 및 혈당 강하효과를 나타내어 치매 예방은 물론 노화 억제, 당뇨 조절에 유용하다.

여름

RECIPE
05

복분자소스
수박화채

열량(kcal)	탄수화물(g)	단백질(g)	지방(g)
41	8.8	1.6	0.4

READY 1인분
수박 과육 80g, 참외 과육 20g, 복분자액 50ml, 물 100ml, 얼음 적당량

HOW TO MAKE
1 수박을 반으로 갈라 1.5cm 두께로 썬 다음, 껍질을 제거하고 과육 부분만 틀을 이용하여 꽃 모양으로 잘라놓는다. 참외는 껍질과 씨를 제거한 후 수박과 같은 모양으로 준비한다.
2 화채 볼에 물을 담고 복분자액과 2:1의 비율로 섞는다.
3 2의 볼에 수박과 참외, 얼음을 띄운다.

TIP
- 화채에 얼음을 띄울 경우 얼음이 녹는 것을 감안하여 물의 농도를 조절해야 한다.
- 참외 꼭지와 밑부분은 쓴맛이 나므로 제거 후 사용한다.
- 모양을 내지 않고 적당한 크기인 가로, 세로 각 2cm 크기로 잘라도 좋다.

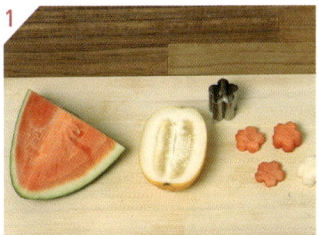

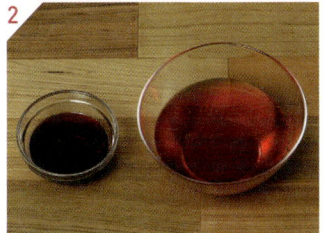

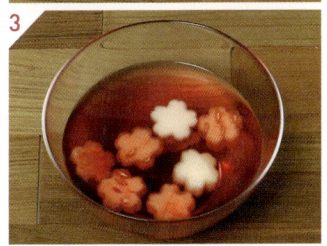

복분자
폴리페놀의 일종인 갈릭산(gallic acid)과 쿼시틴(quercetin)이 강력한 항산화 및 항염증 효과를 가지고 있어 신경세포를 보호하고 심혈관 질환과 치매 예방 효과가 있다.

여름

RECIPE
06

토마토
스크램블에그

열량(kcal)	탄수화물(g)	단백질(g)	지방(g)
123	2.6	8.3	8.7

READY 1인분
토마토 70g, 계란 1개, 허브소금 1g, 올리브오일 15ml, 파슬리가루 약간

HOW TO MAKE
1 토마토는 끓는 물에 데쳐서 껍질과 씨를 제거하고 과육을 적당한 크기로 썰어준다.
2 볼에 계란을 풀고, 허브소금으로 간을 한다.
3 프라이팬에 올리브오일을 두르고 달궈지면 2를 붓고, 계란이 익기 시작하면 젓가락을 이용하여 저어가며 적당히 뭉치도록 익혀낸다.
4 3에 손질한 토마토를 넣고 한 번 더 볶은 다음, 파슬리가루를 뿌려 마무리한다.

TIP
- 프라이팬을 충분히 달군 후에 계란물을 부어야 포실포실하고 부드러운 스크램블에그를 만들 수 있다.
- 스크램블을 만들 때 계란에 우유를 약간 첨가하면 더욱 부드러워진다.

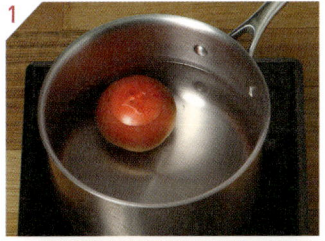
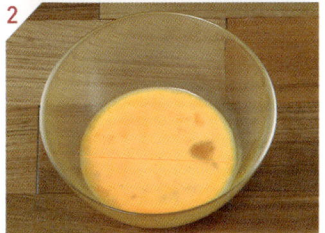
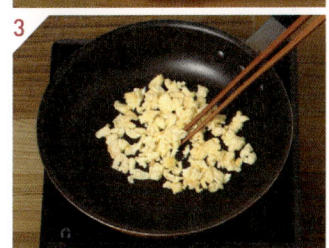
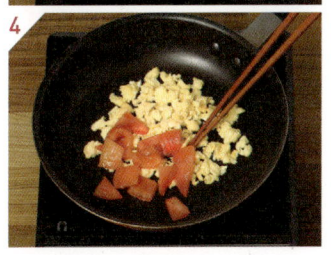

토마토
비타민 A, 비타민 C, 비타민 K, 엽산, 칼륨, 식이섬유, 라이코펜(lycopene)과 같은 우리 몸에 유익한 성분들로 가득한 채소이다. 혈관을 튼튼하게 해주고, LDL 콜레스테롤을 떨어뜨리며, 동맥경화를 개선하는 고밀도 콜레스테롤은 올려준다. 빨간 카로티노이드 색소인 라이코펜은 빨간색 식물에 널리 분포하는데, 토마토가 라이코펜 함량이 가장 높은 채소이다. 이 색소는 활성산소를 제거하는 항산화 효과가 매우 높아서 치매와 노화를 막아주는 효능이 강하다. 그 밖에 전립선암, 유방암, 위암의 발생을 억제하는 항암 효과가 있으며, 아밀로이드 신경독성을 막아 알츠하이머병의 발생 위험을 낮춰준다.

여름

RECIPE
07

피망 완자전

열량(kcal)	탄수화물(g)	단백질(g)	지방(g)
238	12	16.3	14.4

READY 1인분

두부 40g, 돼지고기 20g, 소고기 20g, 청양고추 3g, 계란 30g, 소금 2g, 피망 60g, 밀가루 10g, 식용유 20ml, 검은깨 약간

HOW TO MAKE

1 소고기와 돼지고기는 칼로 잘게 다지고, 두부는 면보에 넣고 으깨서 물기를 꼭 짜고, 청양고추는 잘게 다진다.
2 볼에 다진 소고기와 돼지고기, 두부, 계란, 청양고추, 검은깨, 소금을 넣고 골고루 섞고, 피망은 속을 파내 동그란 모양을 살려 커팅하여 준비한다.
3 피망의 안쪽에 밀가루를 묻힌 후 2의 속 재료를 채워 평평하게 만든다.
4 프라이팬에 식용유를 두르고 3에 밀가루, 계란을 순서대로 한번 입힌 다음 노릇하게 지진다.

TIP

- 두부는 물기를 제거한 후 사용해야 맛있는 완자전을 만들 수 있다.
- 피망 안에 속 재료를 충분히 넣어줘야 익혀냈을 때 피망과 속 사이가 벌어지지 않는다.

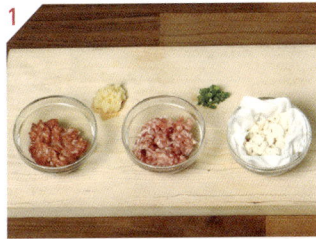

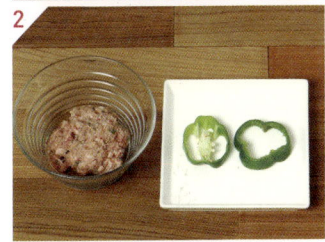

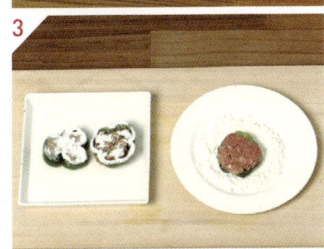

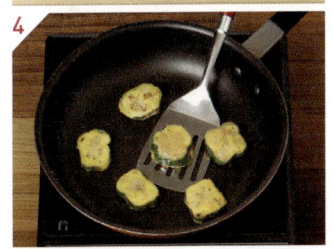

피망

비타민 A, 비타민 C, 카로테노이드, 비타민 E의 함량이 높으며 철분, 칼슘, 아연과 같은 미네랄 성분이 풍부하다. 이러한 유효 성분들은 항생제 작용, 항염증 및 항산화 효과가 있어 심혈관 질환 및 뇌혈관 질환을 예방해준다. 피망에 함유된 캡사이신(capsaicin)은 부종과 통증을 가라앉혀 주는 효과와 암을 예방해주는 항암 효과를 나타낸다.

여름

RECIPE
08

깻잎말이 김치

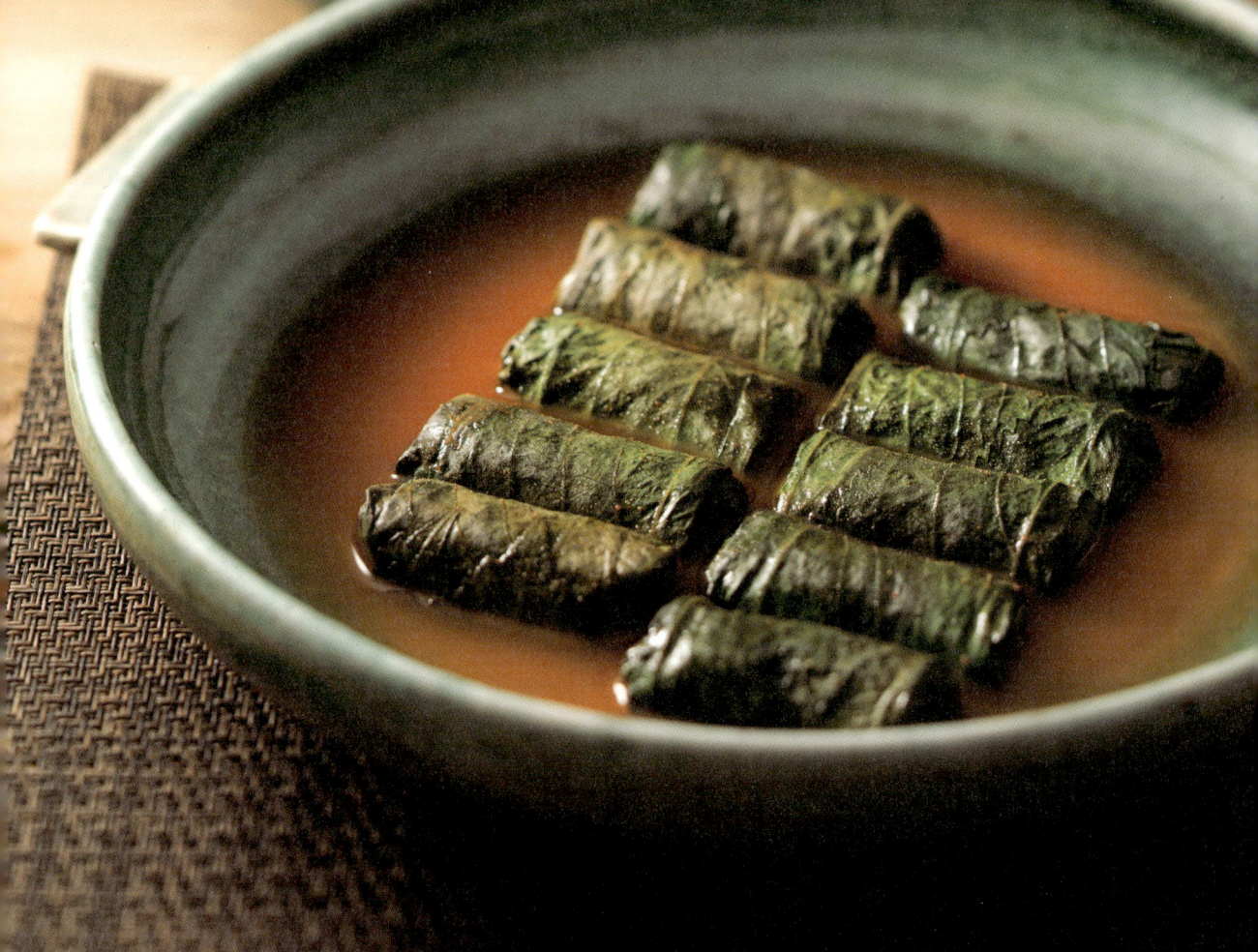

열량(kcal)	탄수화물(g)	단백질(g)	지방(g)
43	6.6	2.7	1.3

READY 1인분
깻잎 2g, 무 30g, 실파 5g, 마늘 5g, 생강 3g, 소금 15g
양념장 멸치젓 10ml, 고춧가루 20g, 설탕 1g, 매실청 15g, 소금 약간

HOW TO MAKE
1 깻잎을 잘 씻어 소금물에 20분간 절인다.
2 볼에 멸치젓, 고춧가루, 설탕, 매실청을 넣고 소금으로 간을 하여 양념장을 만든다.
3 무, 실파, 마늘, 생강을 곱게 채썰고 2의 양념장에 골고루 버무린다.
4 물기 뺀 깻잎을 두 장씩 펼쳐서 소를 넣고 내용물이 나오지 않게 잘 접어서 말아낸다.

TIP
- 한입에 쏙 들어갈 수 있게 반을 잘라서 접시에 담아낸다.
- 깻잎김치는 2일 정도 실온 보관으로 숙성시킨 후 냉장보관하여 먹는다.

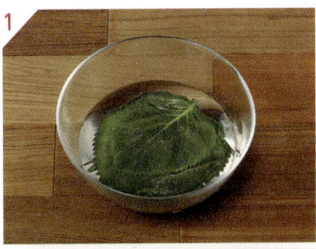
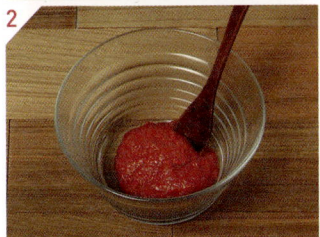
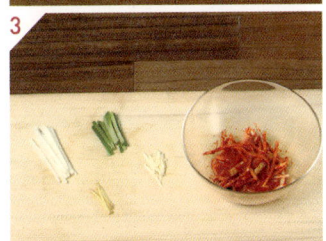
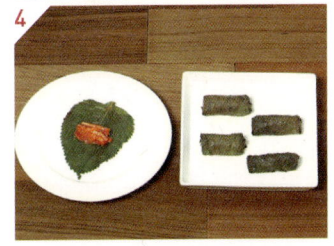

깻잎
빈혈을 예방해주는 철분 이외에 칼륨, 철분, 망간, 칼슘 같은 미네랄을 함유하고 있어 신경세포의 기능 유지에 유익하다. 또한 오메가-3, 알파 리포익산, 비타민 A, B, C, 리보플라빈, 베타카로틴, 엽산, 식이섬유가 풍부하게 들어 있어 항산화 효과와 신경세포 보호 효과가 크다. 오메가-3는 이런 작용 외에도 LDL 콜레스테롤과 중성지방을 낮추어 동맥경화, 심장 질환 및 뇌졸중 예방 효과가 있다.

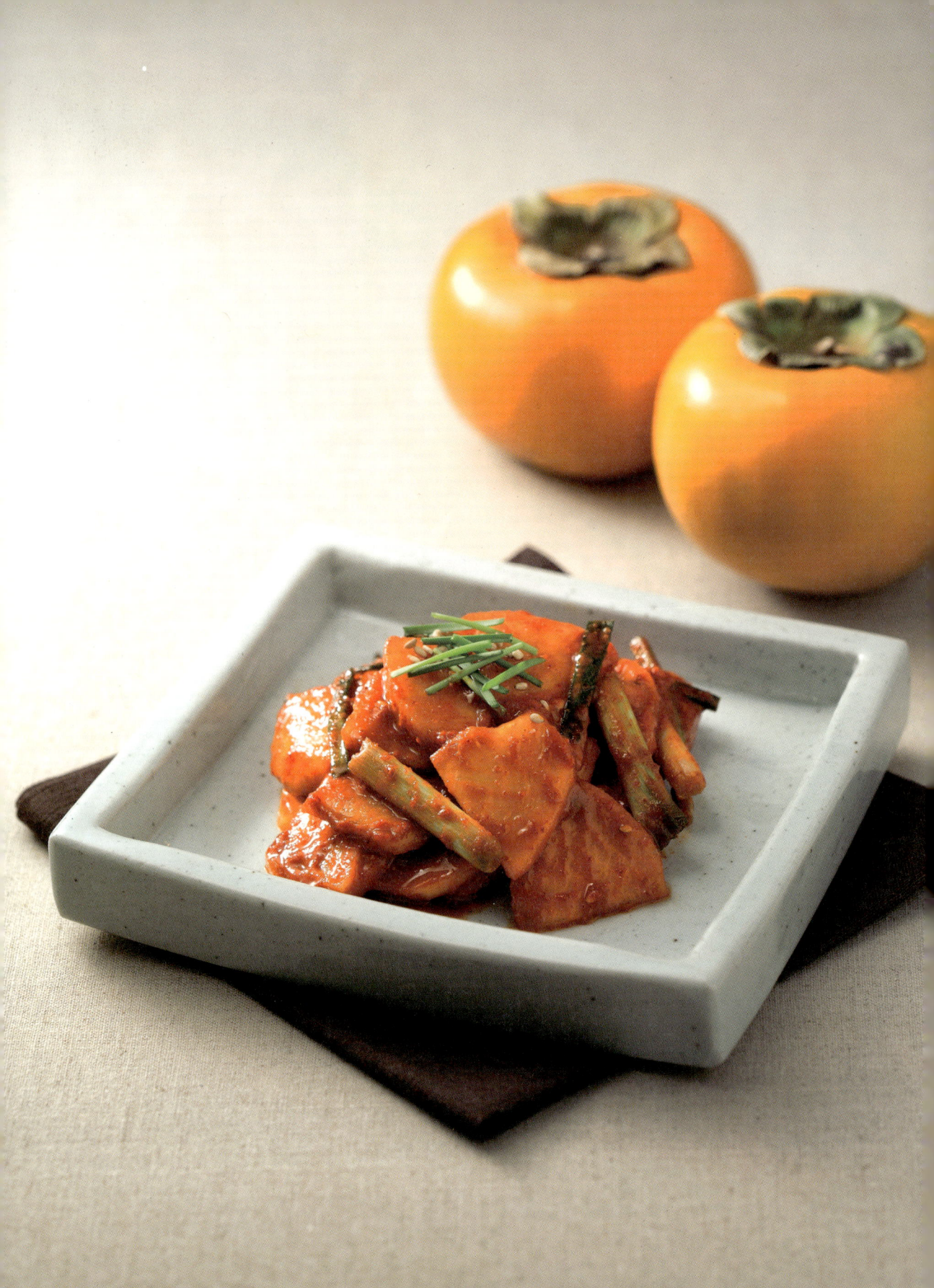

Fall

가을에 좋은 뇌 건강식

무더위가 가시고 천고마비의 계절이 왔다. 한편으로는 일교차가 점차 심해지고 공기가 건조해지는 계절이기도 하다. 여름철에 잃었던 식욕이 돌아오면서 과식을 하기도 쉽다. 특히 고혈압, 당뇨, 고지혈증이 있는 사람들은 이 시기에 더욱 주의를 기울여야 한다. 또한 호흡기 질환에 걸리기 쉬우므로 평소에 수분을 충분히 섭취하고 양질의 단백질과 비타민 C가 풍부한 제철과일, 제철채소로 감기를 예방하자. 더불어 두뇌 건강과 심혈관을 튼튼하게 해줄 가을 바다의 싱싱한 해산물도 즐겨보자.

가을

RECIPE 01
고구마 영양밥

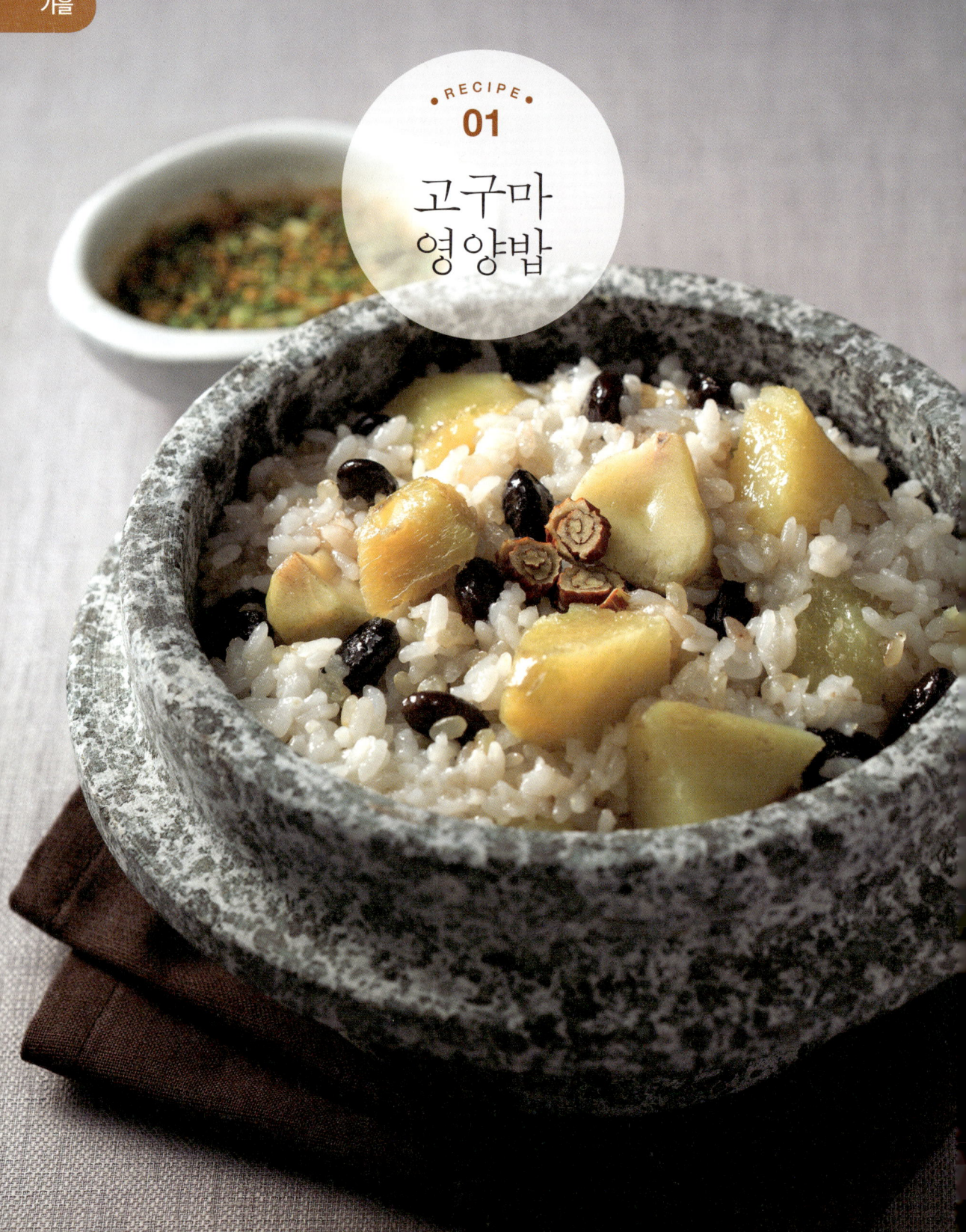

열량(kcal)	탄수화물(g)	단백질(g)	지방(g)
388	72.7	10.4	6.1

READY 1인분
현미 30g, 찹쌀 30g, 대추 3g, 고구마 40g, 밤 20g, 검은 콩 10g
부추 양념장 간장 20ml, 맛술 10ml, 부추 10g, 고춧가루 5g, 참기름 5ml, 통깨 약간

HOW TO MAKE
1. 현미와 찹쌀은 깨끗이 씻어 2시간 정도 물에 불리고 체에 밭쳐 물기를 뺀다.
2. 대추는 돌려 깎아 씨를 제거한 뒤 곱게 채썰고, 밤과 고구마는 껍질을 벗겨 한입 크기로 썬다. 검은 콩은 반나절 동안 물에 불려 준비하고, 양념장에 들어가는 부추는 잘게 썰어 놓는다.
3. 냄비에 불린 쌀과 찹쌀을 넣은 다음 고구마, 밤, 대추, 검은 콩을 올리고 물을 부어 센 불에서 끓인다.
4. 3의 밥물이 잦아들면 불을 줄이고 뜸을 들인 뒤 그릇에 담고, 양념장을 만들어 함께 곁들인다.

TIP
- 돌솥으로 밥을 지을 경우 센 불에서 3분 정도 끓이고, 냄비에서 소리가 들리면 중간 불에서 5분, 약한 불에서 7~8분 정도 끓인 후에 불을 끈다. 약 10분간 뜸을 들인 후 뚜껑을 열면 맛있는 돌솥밥을 지을 수 있다.

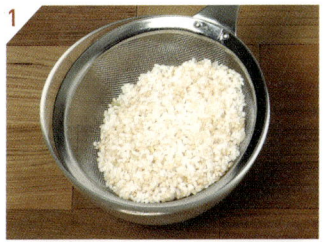

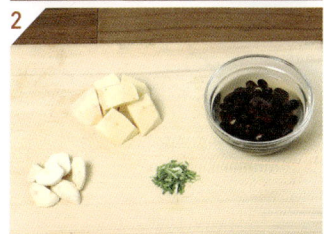

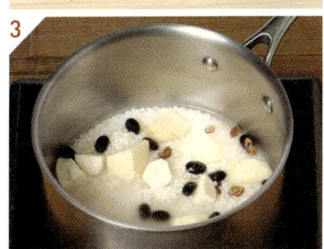

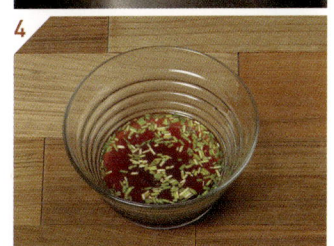

고구마
비타민 A, 비타민 B_3, 비타민 B_5, 비타민 B_6, 트립토판(tryptophan), 칼륨, 망간, 식이섬유가 풍부한 뿌리채소이다. 당뇨 예방 효과가 있으며 강력한 항산화 물질인 슈퍼옥시드 디스무타아제(superoxide dismutase, SOD)와 카탈라제(catalase) 함량이 높다. 또한 고혈압을 예방해주며 노화를 억제한다.

가을

RECIPE
02

토란
들깨탕

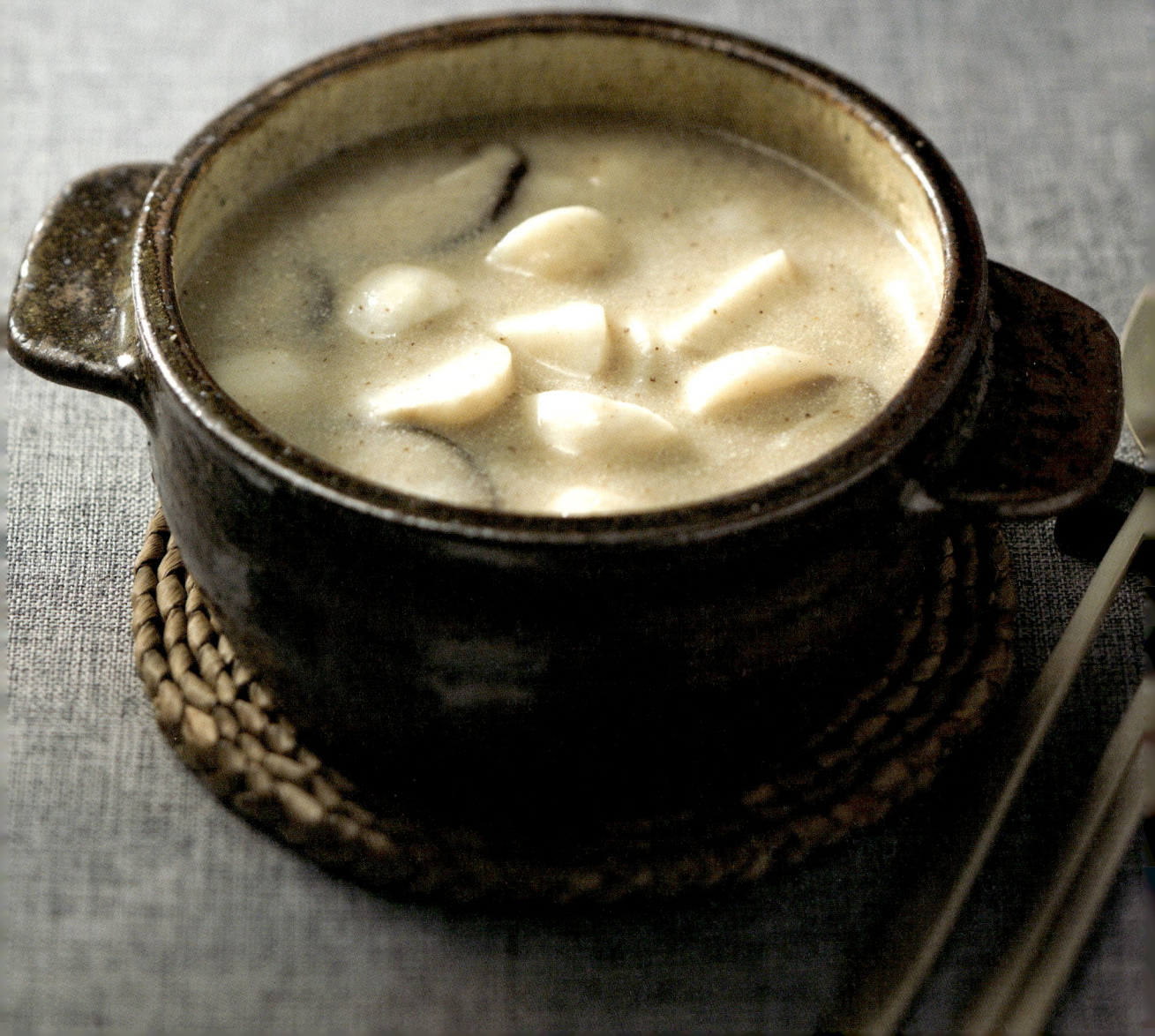

열량(kcal)	탄수화물(g)	단백질(g)	지방(g)
152	12	5.9	8.2

READY 1인분
토란 80g, 들깨가루 20g, 표고버섯 20g, 대파 5g, 국간장 5ml, 쌀뜨물 300ml, 소금 약간
육수 다시마 5g, 국물용 멸치 5g

HOW TO MAKE
1 다시마와 멸치를 찬물에 넣고 끓이다가 건져내 육수를 준비한다.
2 표고버섯은 모양대로, 대파는 얇게 원형으로 썰고, 토란은 껍질을 제거하여 먹기 좋은 크기로 썬다.
3 토란은 아린 맛을 제거하기 위해 쌀뜨물에 넣고 데쳐서 준비한다.
4 1의 육수에 토란과 표고버섯, 국간장을 넣어 끓이다가 토란이 익으면 들깨가루, 대파를 넣고 마지막에 소금으로 간을 한다.

TIP
- 쌀뜨물이 없을 경우 소금물에 데치면 토란의 아린 맛을 제거할 수 있다.
- 들깨가루는 껍질을 제거한 들깨가루를 사용해야만 담백하고 국물이 지저분해지지 않는다.

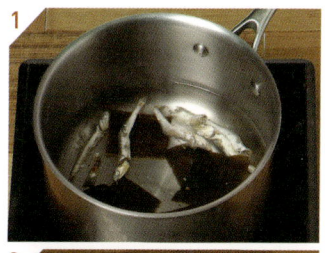

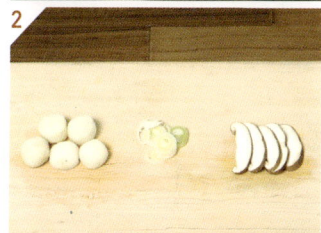

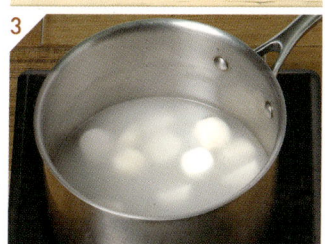

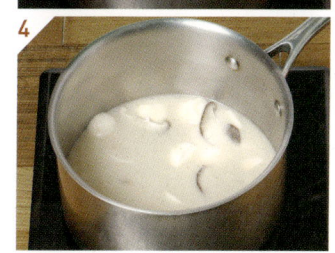

토란
저칼로리 식품으로 양질의 식이섬유가 풍부하며 비타민 B₆, 엽산, 리보플라빈, 치아민 등 비타민 B군이 고르게 들어 있고 아연, 마그네슘, 구리, 철과 같은 미네랄을 함유하고 있다. 이 성분들이 신경세포를 활성화하고 노화를 억제한다.

가을

RECIPE 03

송이 버섯국

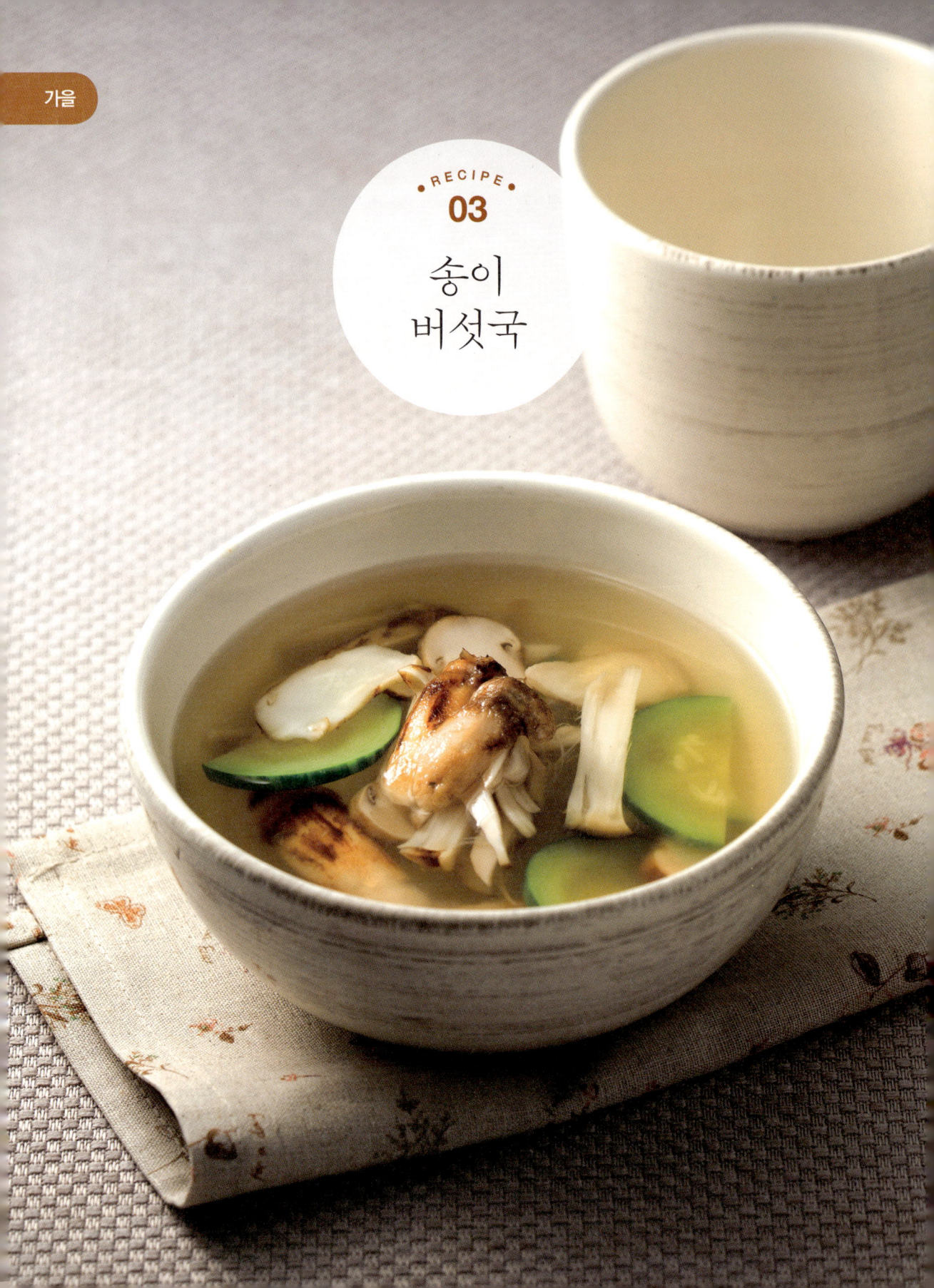

열량(kcal)	탄수화물(g)	단백질(g)	지방(g)
42	9	2.6	0.3

READY 1인분
송이버섯 50g, 애호박 50g, 다진 마늘 5g, 대파 3g, 국간장 5ml, 소금 약간
육수 다시마 5g, 국물용 멸치 5g

HOW TO MAKE
1. 다시마와 멸치를 찬물에 넣고 끓이다가 건져내 육수를 준비한다.
2. 애호박은 반달 모양으로 자르고 대파는 잘게 썰어 놓는다. 송이는 물에 깨끗이 씻어 결대로 찢어준다.
3. 1의 육수에 국간장과 애호박을 넣고 끓이다가 호박이 반쯤 익으면 마늘과 대파를 넣는다.
4. 손질된 송이를 마지막에 넣고 소금으로 간하여 마무리한다.

TIP
- 송이는 오래 끓이면 향이 날아가기 때문에 오래 끓이지 않는다.

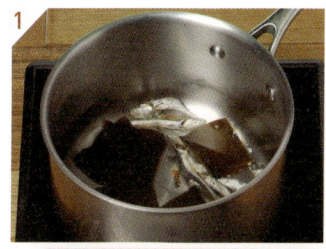
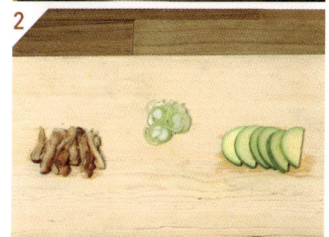
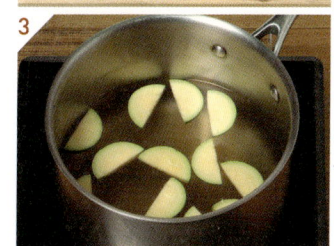
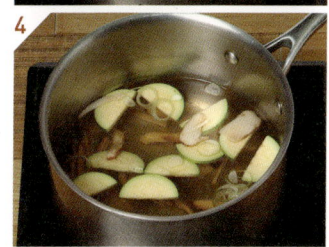

송이버섯
셀레늄, 철분, 비타민 C, 단백질, 식이섬유가 풍부하며, 버섯 중에서 항암 효과가 가장 좋다고 알려져 있다. 유해산소를 제거하여 노화를 막아주고 신경세포 활성을 도와준다.

가을

RECIPE
04

단감김치

열량(kcal)	탄수화물(g)	단백질(g)	지방(g)
86	18.7	2.5	1

READY 1인분

단감 100g, 쪽파 5g

양념장 다진 마늘 2g, 생강 0.6g, 멸치액젓 4ml, 고춧가루 7g, 찹쌀가루 5g, 대파 3g, 새우젓 약간

HOW TO MAKE

1 단감은 깨끗이 씻어 나박썰기하고, 쪽파는 3cm 길이로 썰고, 대파는 채썰어 준비한다.
2 냄비에 찹쌀가루와 물을 넣고 끓여주며 눌어붙지 않도록 저은 다음, 찹쌀이 고르게 익으면 볼에 담아 식혀 찹쌀풀을 만든다.
3 다진 마늘, 생강, 대파, 찹쌀풀, 멸치액젓, 새우젓, 고춧가루를 믹서에 갈아서 양념을 만든다
4 단감과 쪽파, 3의 양념장을 함께 버무려 완성한다.

TIP

- 단감김치는 딱딱한 단감을 이용해야 무르지 않으며 맛있게 먹을 수 있다.

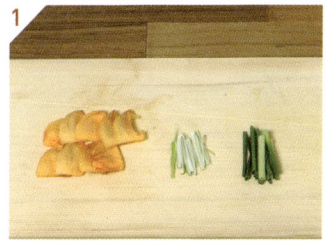

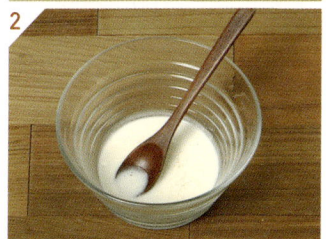

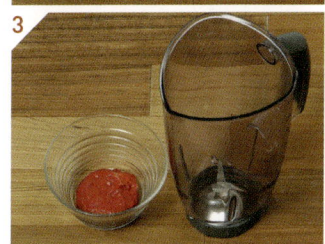

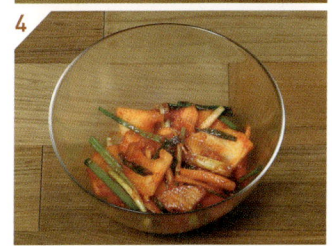

감

식이섬유, 비타민 A, 비타민 C, 베타카로틴, 철분, 칼슘, 폴리페놀, 탄닌이 풍부하게 들어 있는 과일이다. 비타민 C, 베타카로틴은 강력한 항산화 효과로 노화를 억제하고 신경세포를 보호하며, 폴리페놀과 탄닌은 동맥경화를 예방하는 효과가 있다.

가을

RECIPE 05

대하찜

열량(kcal)	탄수화물(g)	단백질(g)	지방(g)
143	0.7	24	4

READY 1인분
대하 100g, 미나리 5g, 석이버섯 0.5g, 계란 30g, 홍고추 2.5g, 청주 3.5ml, 소금/후추 약간

HOW TO MAKE
1. 대하는 껍질째 씻어서 한 마리씩 손으로 들고 등을 휘게 하여 관절 사이에 대꼬치를 넣은 뒤 내장을 뺀다.
2. 대하는 머리와 꼬리를 붙인 채로 배 쪽에 1cm 간격으로 칼집을 넣고 등쪽에서 반으로 갈라 대하살을 넓게 펴서 청주, 소금, 후추를 고루 뿌려 놓는다.
3. 석이버섯은 따뜻한 물에 불린 다음 깨끗이 문질러 씻고, 계란은 황·백지단을 부치고, 미나리는 살짝 데쳐서 찬물에 헹구고, 홍고추는 씨를 제거한다. 모든 재료는 얇게 채썰어 놓는다.
4. 김이 오른 찜통에 2의 대하를 똑바로 펴서 담아 5분 정도 찌고, 거의 익으면 준비한 고명을 고루 얹어 살짝 더 쪄낸다.

TIP
- 대하는 너무 오래 찌면 살이 질겨지기 때문에 오래 찌지 않는 것이 좋다.
- 내장을 반드시 빼내야 쓴맛이 나지 않는다.

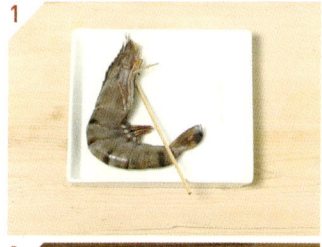
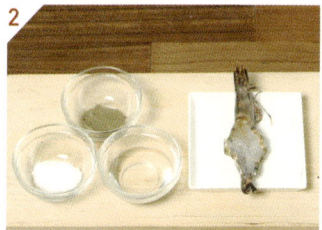
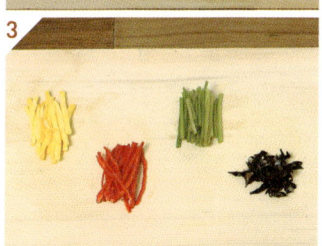
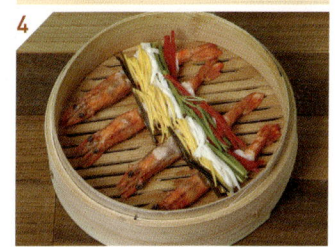

대하
타우린, 키토산, 비타민 B_1, 비타민 B_2, 비타민 B_6, 비타민 D, 비타민 E, 오메가-3, 셀레늄 등이 풍부하게 함유된 대표적인 가을철 해산물이다. 아미노산, 비타민, 미네랄 성분이 신경세포를 보호하고 활성화시켜 인지기능 저하를 막아준다. 또한 이 성분들은 강력한 활성산소 제거 능력을 가지고 있어 신경세포와 심장 근육세포를 보호하며 노화 현상을 억제한다.

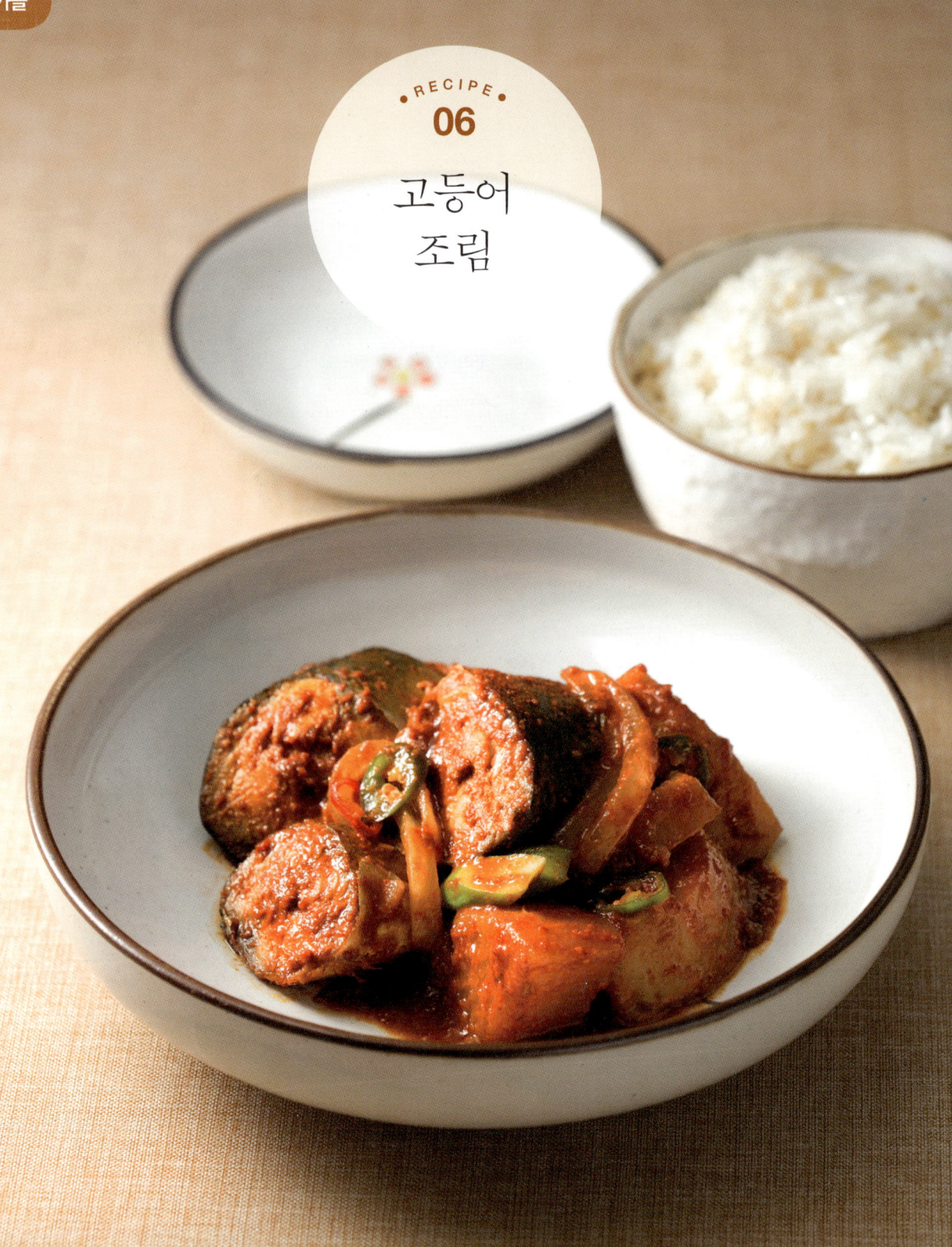

가을

RECIPE 06

고등어 조림

열량(kcal)	탄수화물(g)	단백질(g)	지방(g)
374	8.36	26.5	25.8

READY 1인분

고등어 120g, 무 50g, 풋고추 5g, 홍고추 5g, 양파 10g, 대파 5g, 물 50ml

양념장 간장 15ml, 고추장 3g, 고춧가루 5g, 마늘 3g, 생강 1g, 설탕 1g, 후추 약간

HOW TO MAKE

1. 고등어는 머리와 꼬리, 내장을 제거하여 깨끗이 씻은 다음 어슷하게 토막 낸다.
2. 무는 1cm 정도로 반달썰기하고, 홍고추와 풋고추, 대파는 어슷썰고, 양파는 채썬다.
3. 볼에 양념장 재료를 넣고 양념장을 만든다.
4. 냄비에 무를 깔고 그 위에 고등어를 얹은 다음 양념장과 물을 부은 후 약한 불에서 뭉근하게 조린다. 중간에 양파, 풋고추, 홍고추, 대파를 넣고 가끔씩 양념장을 위에 끼얹어 주면서 조려낸다.

TIP

- 손질한 고등어를 쌀뜨물에 담갔다가 사용하면 비린내 및 부서짐을 방지할 수 있다.
- 맛있는 조림을 하기 위해서는 센 불, 중간 불, 약한 불의 순서로 조리는 것이 좋다.

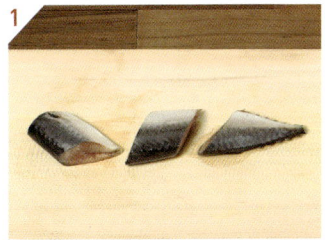
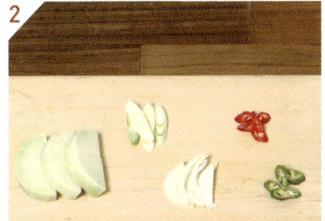
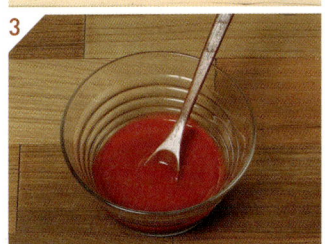
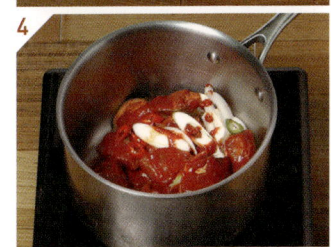

고등어

등 푸른 생선의 대표주자인 고등어와 꽁치에는 비타민 A, 비타민 D, 비타민 K, 나이아신, 비타민 B_{12}, 비타민 C, 엽산 등 각종 비타민이 풍부하게 함유되어 있고, 콜린과 오메가-3 지방산의 함량도 매우 높다. 이들은 코엔자임Q와 더불어 뇌혈류를 개선하고 혈압을 조절하여 심혈관 질환을 예방한다. 또한 활성산소를 신속히 제거함으로써 세포 손상을 줄여 항노화 및 항암 작용을 한다. 다른 한편으로는 신경세포에 대한 아밀로이드 단백의 독성을 막아줌으로써 알츠하이머병의 발생 위험을 줄인다.

가을

RECIPE
07

연어 스테이크

열량(kcal)	탄수화물(g)	단백질(g)	지방(g)
354	11	33.6	19.3

READY 1인분

생연어 150g, 올리브오일 15ml, 브로콜리 15g, 콜리플라워 15g, 당근 10g, 애호박 10g, 청주 15ml, 소금/후추/로즈마리 약간
타르타르소스 다진 양파 15g, 다진 피클 10g, 레몬즙 5ml, 마요네즈 15g, 꿀 3g, 플레인 요구르트 5g, 식초/소금 약간

HOW TO MAKE

1 생연어는 간이 잘 배도록 소금, 후추, 청주, 로즈마리를 뿌린 후 올리브오일을 앞·뒷면에 발라 밑간을 해놓는다.
2 당근과 애호박, 브로콜리, 콜리플라워를 먹기 좋은 크기로 자르고, 당근, 브로콜리, 콜리플라워는 소금물에 살짝 데친 후 프라이팬에 올리브오일을 살짝 두르고 볶아낸다.
3 볼에 다진 양파, 다진 피클, 레몬즙, 마요네즈, 꿀, 플레인 요구르트, 식초, 소금을 넣어 타르타르소스를 만든다.
4 달궈진 프라이팬에 올리브오일을 두르고 생연어의 앞뒤를 노릇노릇하게 1분간 굽고 약한 불로 줄인 후 뚜껑을 덮고 5분간 구워낸다.

TIP
• 먹기 직전 레몬즙을 살짝 뿌리면 더욱 상큼하게 먹을 수 있다.

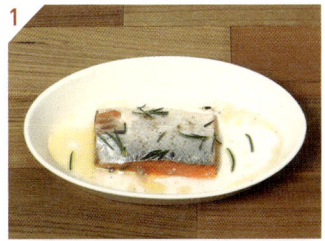

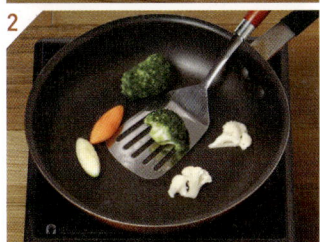

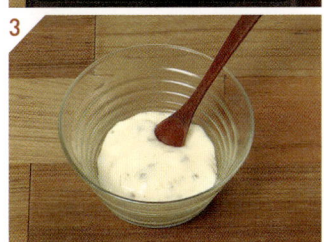

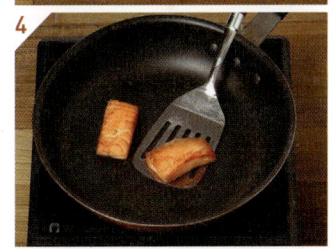

연어

연어가 붉은 색을 띠는 이유는 아스타잔틴(astaxanthin)이라는 카르티노이드 색소 때문인데 이 성분은 유해 활성산소 제거, 미토콘드리아 보호 효과가 강하다. 그리고 치매를 포함한 노화에 따르는 기능 저하를 회복시켜주고 생명을 연장시키는 효능도 있다. 또한 칼시토닌(calcitonin)이라는 펩타이드가 오메가-3와 결합하여 강력한 항염 효능으로 관절염을 예방해준다. DHA로부터 생기는 프로텍틴(protectin)은 뇌 속의 염증 반응을 억제하여 우울감과 기억력 저하를 막아주며 시력도 향상시키고, 비타민 D는 골다공증 예방 외에 인지기능 향상 효과도 있다. 항산화제인 셀레늄은 심혈관 질환 예방 효과가 크며, 그 밖에도 DHA는 피부세포가 콜라겐(collagen)과 엘라스틴(elastin)을 많이 만들 수 있게 하여 건강한 피부와 머리카락을 유지해준다.

가을

• RECIPE •
08

생강계피
배숙

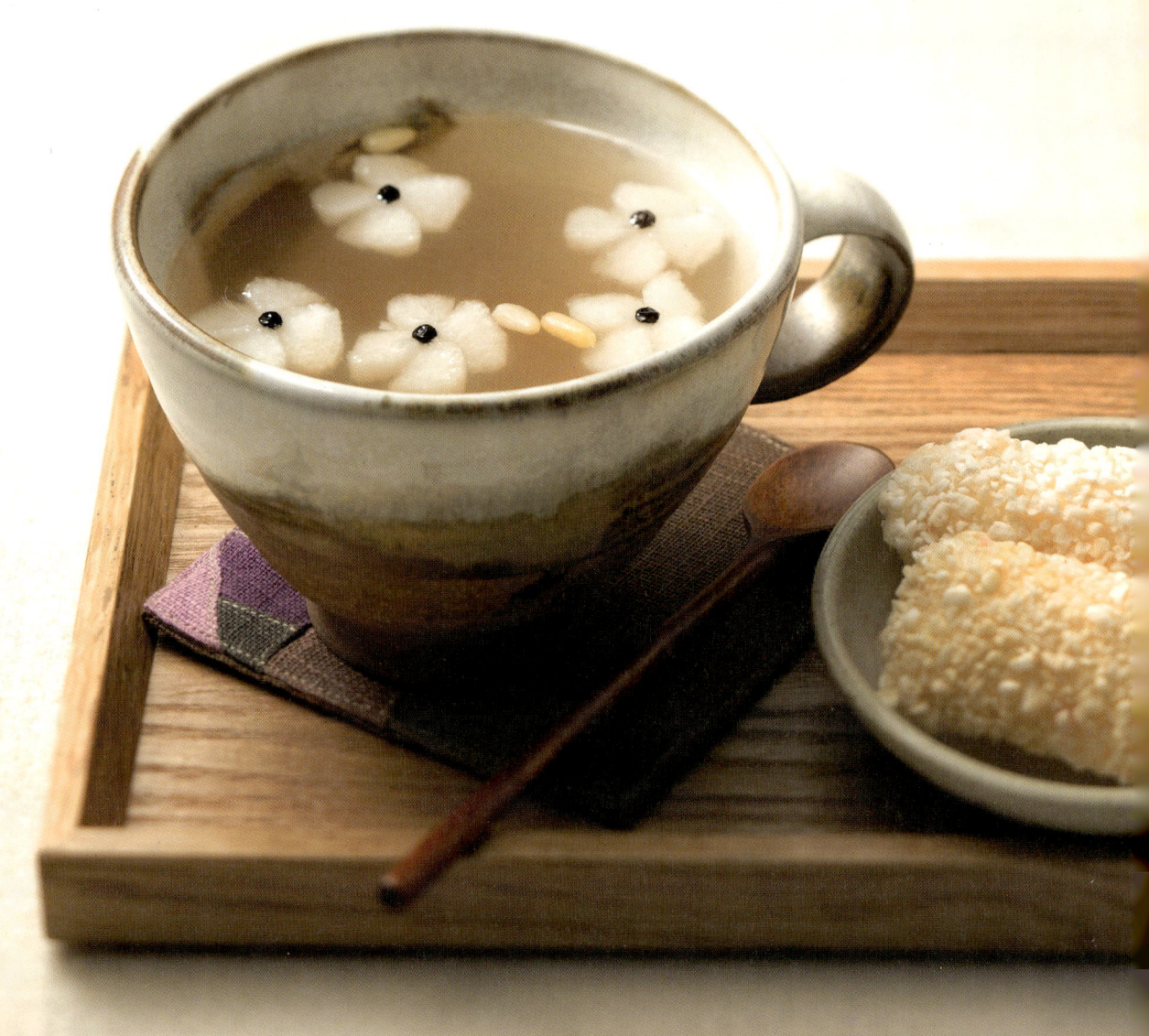

열량(kcal)	탄수화물(g)	단백질(g)	지방(g)
65	14	0.5	1.4

READY 1인분

배 80g, 생강 20g, 통후추 4g, 꿀 15g, 통계피 15g, 잣 2g

HOW TO MAKE

1 냄비에 물을 붓고 통계피, 생강, 꿀을 넣어 약한 불에서 끓인다.
2 배는 껍질을 벗긴 다음 적당한 크기로 자르고, 통후추를 박아둔다.
3 2의 배를 1에 넣고 약한 불에서 은근하게 끓인다.
4 배가 무르면 생강과 통계피는 건져내고, 그릇에 끓여낸 배와 국물을 부은 후 잣을 띄운다.

TIP
- 배숙을 할 때는 시고 단단한 문배의 껍질을 벗겨서 통후추를 박는다.
- 약한 불에서 서서히 조려 배가 충분히 익고 통후추가 무르면 불을 끈다.

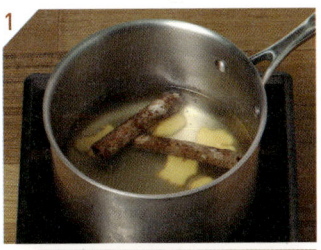
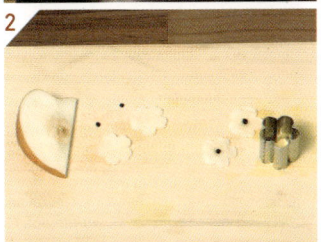
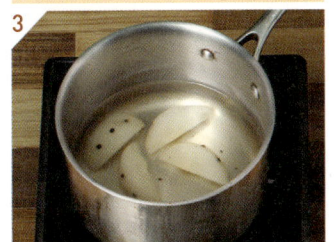
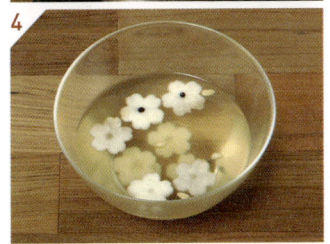

생강

6-쇼가올(6-shogaol)이라는 성분이 강력한 항산화 효과와 신경세포 보호작용을 한다. 또한 탄수화물과 지질 대사를 촉진시켜 혈당과 콜레스테롤을 낮추며 혈압을 정상적으로 유지하는 데 도움을 준다. 다른 유효 성분인 진저롤(gingerol)은 항산화 및 항염증 효과 외에 유전자 손상을 막아주는 항암 효과도 있다.

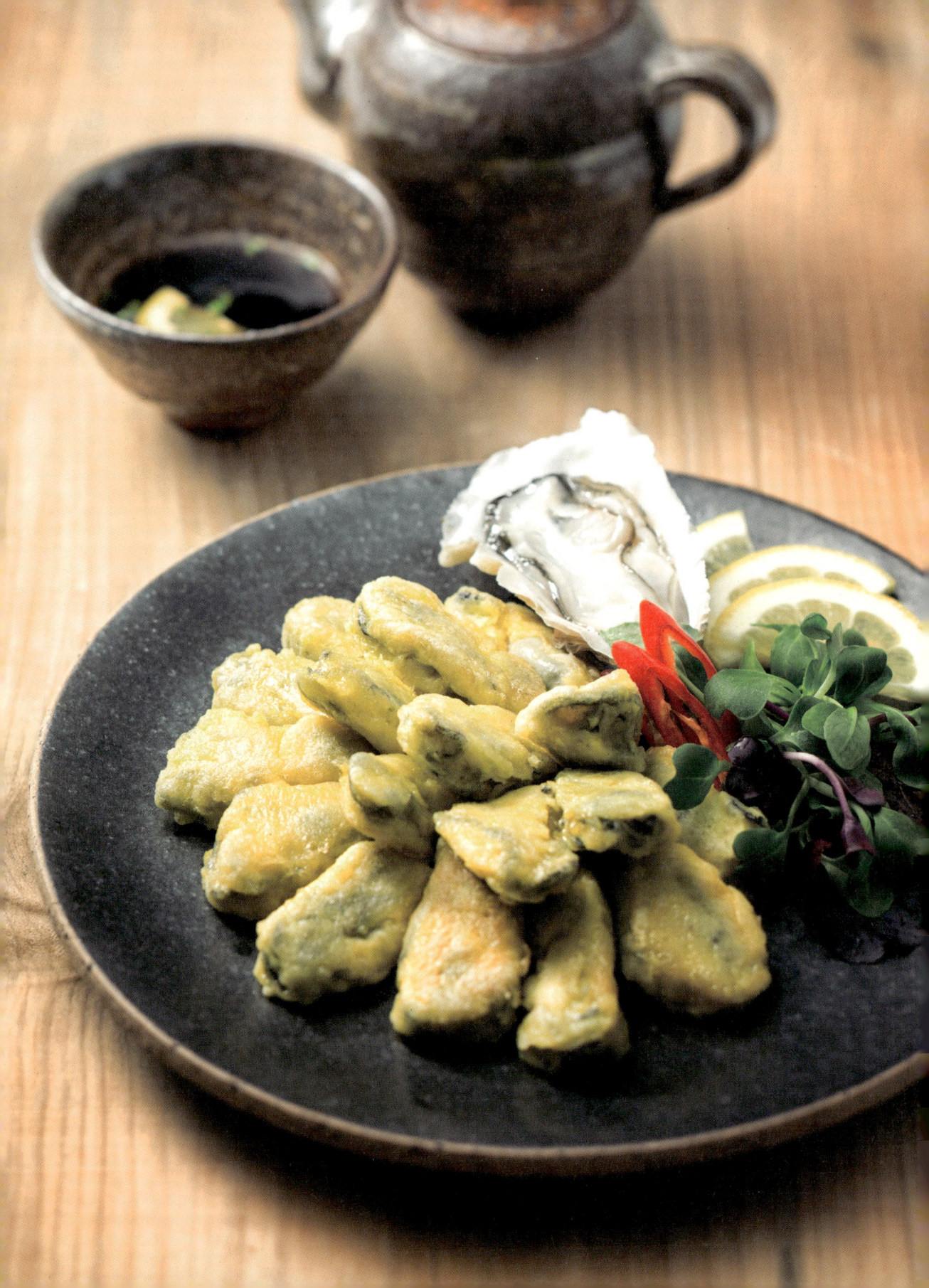

Winter

겨울에 좋은 뇌 건강식

겨울은 심장 질환이나 고혈압이 있는 사람들이 특히 조심해야 하는 계절이다. 실내에 머무는 시간이 길어지므로 실내 환경을 청결하게 유지해야 하며, 외출 후 손 씻기와 양치 등을 생활화하는 등 위생에도 힘써야 한다. 또한 추위로 인해 햇볕 쬐는 시간이 적어질 수 있으니 점심식사 후 30분 정도 산책을 통해 비타민 D를 충전하는 것이 좋다. 비타민 D가 부족하면 골다공증, 유방암, 인지기능 저하 등을 유발할 수 있으니 꼭 신경 쓰도록 하자. 굴, 연어, 달걀, 버섯 등을 꾸준히 섭취하는 것도 비타민 D를 보충하는 좋은 방법이다.

겨울

• RECIPE •
01

연근땅콩 잣조림

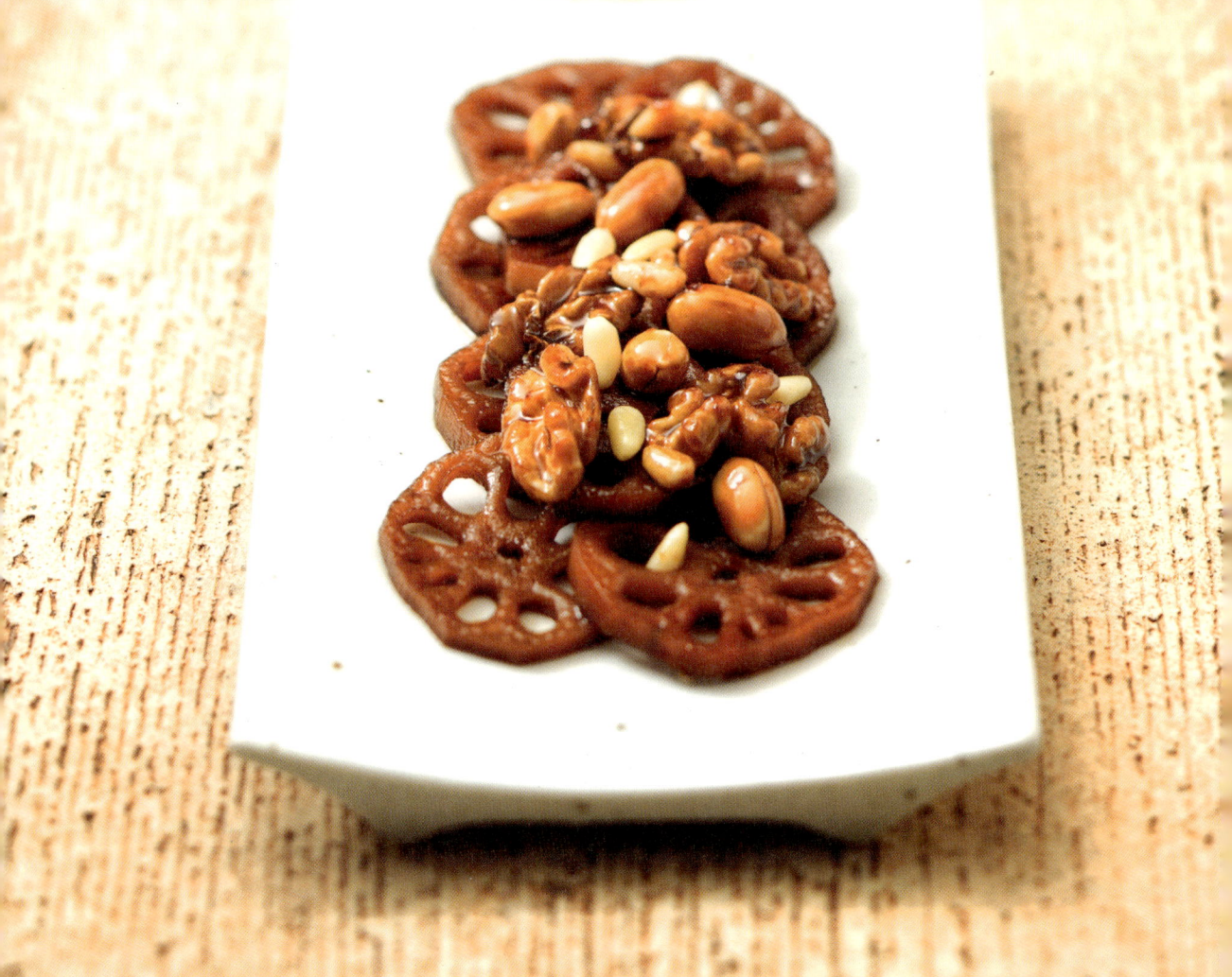

열량(kcal)	탄수화물(g)	단백질(g)	지방(g)
231	21	7	15

READY 1인분
연근 80g, 땅콩 10g, 호두 10g, 잣 5g, 소금/식초 약간
양념장 간장 10ml, 올리고당 15g, 설탕 15g, 물 20ml, 깨소금 2g

HOW TO MAKE
1 연근은 껍질을 벗기고 두께 0.5cm 정도의 크기로 자른다.
2 끓는 물에 소금, 식초, 연근을 넣고 삶아서 준비한다.
3 냄비에 연근과 양념장을 넣은 다음 처음에는 뚜껑을 덮고 조리다가 연근이 반쯤 익으면 타지 않게 저어주면서 조리한다.
4 3의 연근이 다 익고 양념장이 조금 남으면 땅콩, 호두, 잣을 넣고 센 불에서 양념장을 완전히 조려낸다.

TIP
- 기호에 따라 참기름을 더한다.
- 연근을 삶을 때 식초 한 스푼 가량을 더하면 갈변을 방지할 수 있다.

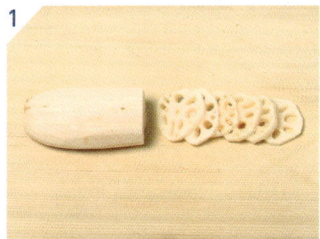
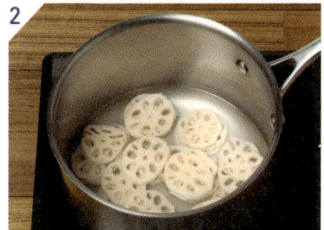
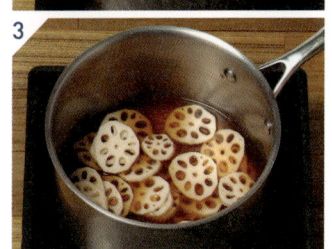
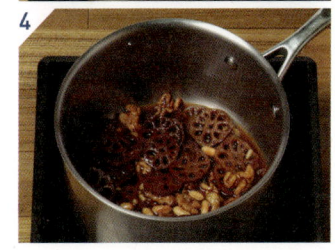

연근
식이섬유, 비타민 C 함량이 높고 칼륨, 철분, 칼슘과 같은 무기질이 많아 고혈압을 예방해준다. 풍부한 비타민 C는 항산화 효능이 크며 빈혈 예방 효과도 있다. 또한 탄수화물 성분이 높은데 뮤신과 함께 서서히 흡수되므로 혈당을 급격히 높이지 않는 장점과 위벽을 보호하는 효과도 있다. 구리, 아연, 마그네슘, 망간과 같은 미네랄은 유해산소 억제제인 SOD를 활성화 하여 유해산소로부터 신경세포를 보호한다. 인지질인 레시틴은 콜레스테롤 제거 효과가 탁월하며, 기억과 학습에 관여하는 신경전달물질인 아세틸콜린을 만들어 기억력 감퇴와 치매 예방에 도움을 준다.

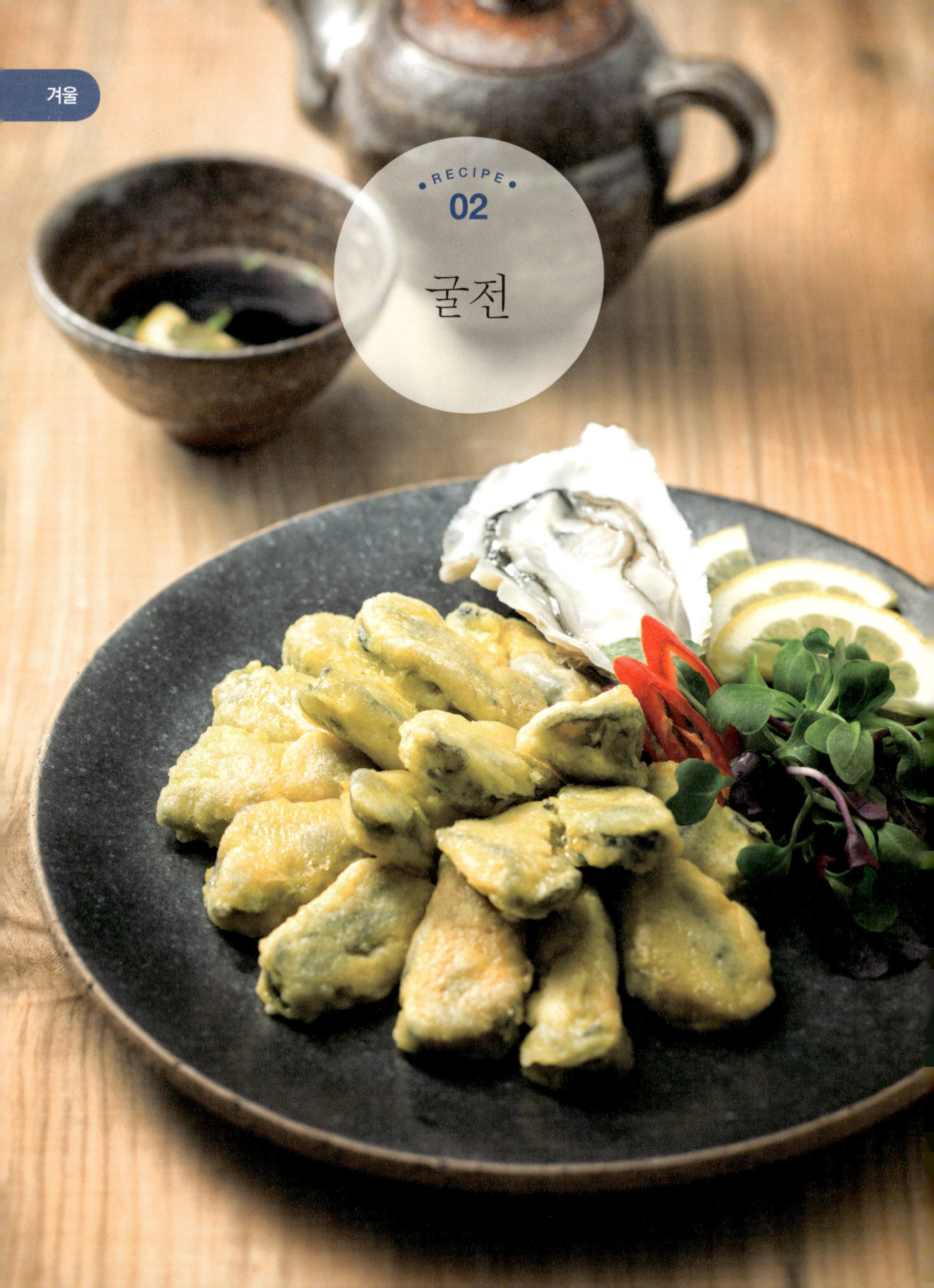

겨울

• RECIPE •
02

굴전

열량(kcal)	탄수화물(g)	단백질(g)	지방(g)
183	16.2	15.5	6.2

READY 1인분
굴 100g, 밀가루 15g, 계란 30g, 맛술 5ml, 식용유 5ml
초간장 간장 15ml, 식초 7ml, 물 8ml, 잣가루 약간

HOW TO MAKE
1 준비한 굴을 소금물에 깨끗이 씻어서 소쿠리나 조리망에 건져 물기를 빼놓는다.
2 굴의 물기가 빠지면 맛술 양념을 한 다음, 밀가루를 고루 묻히고 계란옷을 입힌다.
3 달군 프라이팬에 식용유를 두르고 2의 양면을 노릇하게 부친다.
4 간장, 식초, 물, 잣가루로 초간장을 만들어 함께 곁들인다.

TIP
- 굴은 알이 또렷하고 보기에 단단해 보이는 것으로 골라 껍질이나 이물질을 없앤 후 소금물에 씻는다.
- 굴의 수분이 많아 전을 하기 힘들 때는 끓는 물에 살짝 데친 후 사용하면 깔끔한 굴전을 할 수 있다.

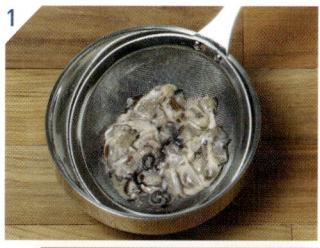

1

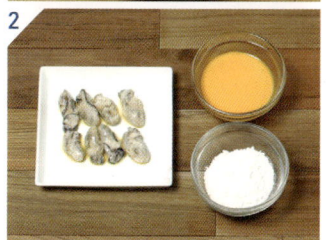

2

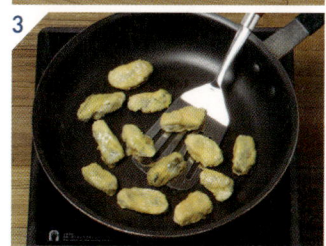

3

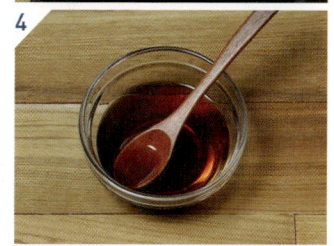

4

굴
굴은 우선 칼로리가 낮은 저칼로리 식품이다. 양질의 단백질을 가지고 있으며 오메가-3 지방산, 비타민 A_1, 비타민 B_1, 비타민 B_2, 비타민 B_{12}, 비타민 E 함량이 많고, 바다의 우유라 불릴 만큼 칼슘 함량이 높다. 그 외에 아연, 철분, 마그네슘과 같은 미네랄 성분이 많아 신경세포 기능을 강화해준다.

겨울

RECIPE
03

우엉김치

열량(kcal)	탄수화물(g)	단백질(g)	지방(g)
110	20.4	4.8	2.2

READY 1인분
우엉 50g, 배 25g, 미나리 15g, 홍고추 5g, 풋고추 5g, 식초 약간, 소금 15g
양념장 다진 마늘 2g, 다진 생강 0.6g, 멸치액젓 4ml, 고춧가루 7g, 매실액 3g, 찹쌀가루 5g, 새우젓/통깨 약간

HOW TO MAKE
1. 우엉을 씻어 껍질을 벗긴 후 4cm 길이로 썰고, 배와 미나리는 같은 크기로 썬다. 홍고추, 풋고추는 반으로 갈라 씨를 빼내고 채썬다.
2. 우엉은 식초물에 담가 두었다가 소금으로 간하여 절여 놓는다.
3. 멸치액젓, 고춧가루, 다진 마늘, 다진 생강을 찹쌀풀, 매실액, 새우젓, 통깨와 함께 혼합한다.
4. 절여둔 우엉은 물기를 말끔히 제거하고, 배, 미나리, 홍고추, 풋고추와 함께 3의 양념장에 버무린다.

TIP
- 우엉은 수분이 적어 김치가 빡빡해지기 쉬우므로 양념을 너무 되게 하지 않도록 한다.
- 우엉김치는 바로 먹거나 하루 정도 실온에서 숙성시킨 다음 냉장고에 보관하여 먹는 것이 좋다.
- 찹쌀풀은 p.89 조리법을 참고하여 만든다.

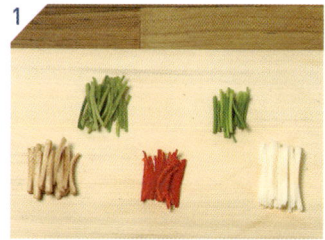

1

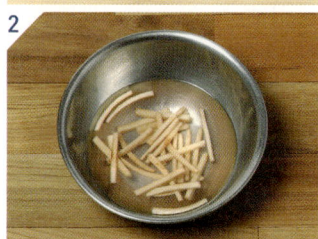

2

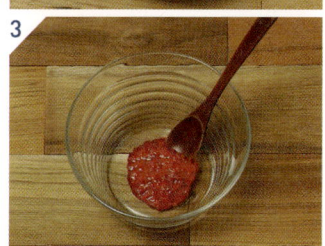

3

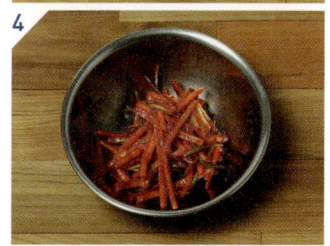

4

우엉
다당류 섬유질인 이눌린을 풍부하게 함유하고 있어 장에서 유해 박테리아를 제거하고 장운동을 촉진시켜 변비를 예방해준다. 이눌린은 또한 인슐린 분비를 자극하여 혈당을 낮추며 이뇨 작용에도 도움을 준다. 비타민 B_6도 많이 함유되어 있는데 이 물질은 신경세포의 정상 기능을 유지하고 체내 호르몬을 만들어내는 데 중요한 역할을 하는 영양소이다. 또한 신경세포와 심장혈관에 독성 물질로 작용하는 아미노산인 호모시스테인(homocysteine)의 농도를 낮추어 심장 질환, 뇌졸중, 치매를 예방해준다. 아르기닌(arginine)은 일산화질소(NO) 생성을 도와 혈관을 확장시키고 혈액순환을 증가시키는데 이러한 작용에 의해 혈압 조절과 심장 보호 효과를 나타낸다.

겨울

RECIPE
04

매생이 굴죽

열량(kcal)	탄수화물(g)	단백질(g)	지방(g)
359	52.3	15.7	10.4

READY 1인분
쌀 50g, 매생이 30g, 굴 70g, 참기름 10ml, 물 450ml, 소금 약간

HOW TO MAKE
1 굴과 매생이는 채반에 넣어 흐르는 물에 살짝 헹군 후 준비하고, 쌀은 잘 씻어 2시간 정도 불려둔다.
2 불린 쌀의 물기를 제거하고 믹서에 넣은 후 살짝 으깨지도록 갈아준다.
3 냄비에 참기름을 넣고 불린 쌀을 볶아주다가 쌀의 수분이 증발하면 물 50ml를 붓고 다시 볶아 주는 작업을 3번 반복한다.
4 물 150ml를 사용하여 쌀 볶아주기 작업을 마치면 나머지 물 250ml를 넣고 센 불에서 끓이다가 불을 줄여 계속 저어 죽이 퍼지면 매생이와 굴을 넣고 끓인 후 마지막에 소금으로 간을 한다.

TIP
- 죽의 물 양은 쌀의 물 양의 6배 정도로 맞추는 것이 좋다.
- 매생이는 깨끗한 물에서만 서식하므로 흐르는 물에 이물질을 털어낸다는 생각으로 헹군다.
- 매생이는 처음부터 넣으면 흐물흐물해지므로 죽이 다 되면 마지막에 넣는다.

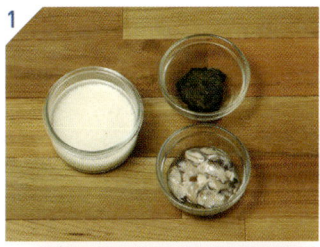

1

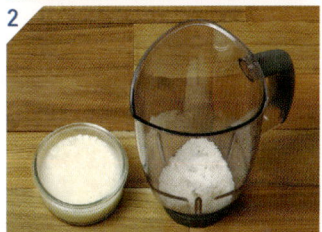

2

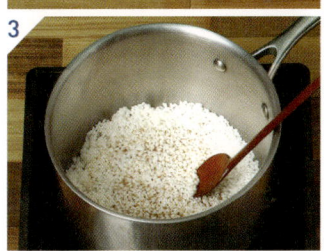

3

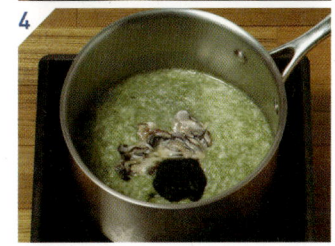

4

매생이
아스파라긴산이 콩나물의 3배나 되고 칼슘, 철분, 요오드 등 무기염류와 비타민 A, 비타민 C, 엽록소, 식이섬유가 풍부하게 들어 있는 저칼로리 식품이다.

겨울

RECIPE
05

브로콜리 메추리알꼬치

열량(kcal)	탄수화물(g)	단백질(g)	지방(g)
280	50.8	10.7	4.2

READY 1인분-3꼬치
브로콜리 45g, 닭안심살 60g, 방울토마토 3개, 메추리알 3개, 소금 약간
매콤소스 토마토케첩 10g, 고추장 8g, 조청 5g, 다진 마늘 5g

HOW TO MAKE
1 브로콜리는 먹기 좋은 크기로 자른 다음 끓는 물에 소금을 넣고 살짝 데치고, 방울토마토는 씻어서 준비한다. 메추리알은 삶아 껍질을 까서 준비한다.
2 닭안심살은 프라이팬이나 오븐에 노릇노릇하게 구워낸다.
3 작은 냄비에 토마토케첩, 고추장, 조청, 다진 마늘을 넣고 끓어오르면 불을 약하게 하여 2분 정도 저으면서 끓인다.
4 꼬치에 브로콜리와 닭안심살, 방울토마토, 메추리알을 끼우고 3의 소스를 곁들여 담는다.

TIP
- 브로콜리는 푹 익히는 것보다 살짝 익힐 때 식감이 더욱 좋다.
- 브로콜리를 볶거나 데칠 때 소금을 약간 넣으면 푸른색이 더욱 살아난다.

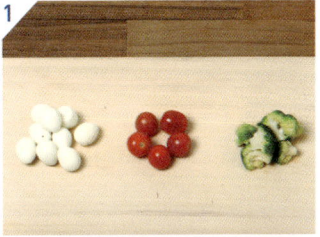
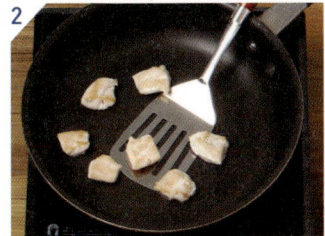
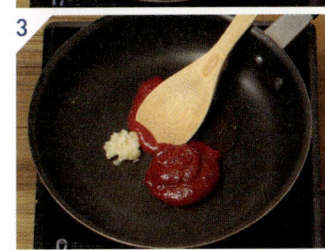
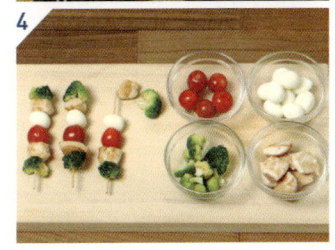

브로콜리
칼륨, 마그네슘, 칼슘 등 미네랄이 풍부하며 비타민 C, 비타민 K 및 식이섬유가 많이 들어 있어서 뇌 활성을 도와주고, 혈압 조절은 물론 골다공증을 예방해준다. 그 밖에도 면역력을 높여주는 베타카로틴, 항암 효과를 가진 글루코파닌(glucoraphanin), 눈을 보호해주는 루테인(lutein)도 풍부하게 함유되어 있다.

겨울

RECIPE
06
콜리플라워
해산물샐러드

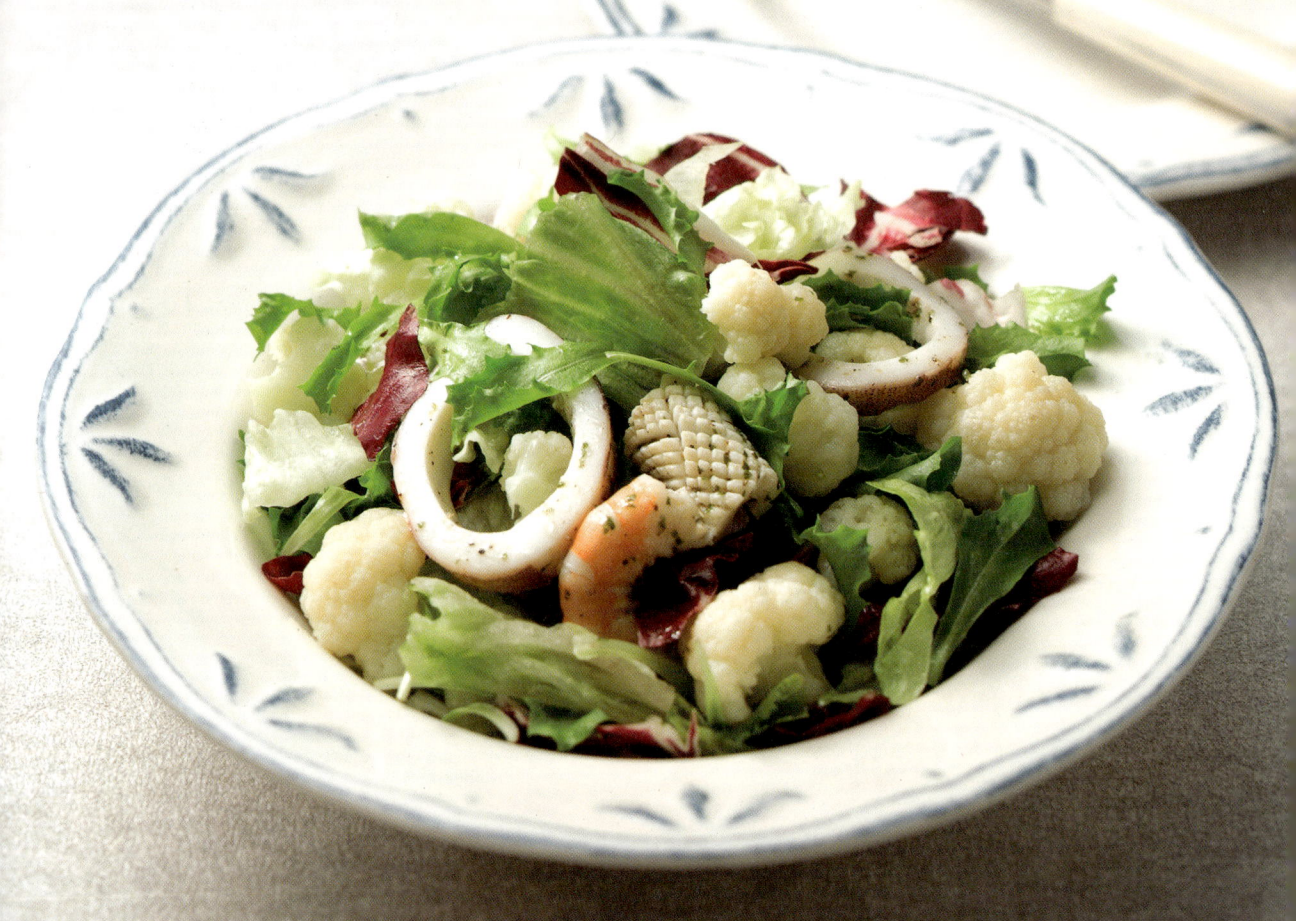

열량(kcal)	탄수화물(g)	단백질(g)	지방(g)
172	17	10.9	7

READY 1인분
콜리플라워 50g, 치커리 15g, 라디치오 5g, 양상추 20g, 오징어 50g, 새우 30g, 소금/파슬리가루 약간
머스터드 드레싱 머스터드 5g, 꿀 5g, 레몬즙 5ml, 마요네즈 15g, 소금/백후추 약간

HOW TO MAKE
1 콜리플라워는 먹기 좋은 크기로 잘라 끓는 소금물에 데치고, 치커리, 라디치오, 양상추는 먹기 좋은 크기로 잘라 찬물에 담가둔다.
2 오징어 몸통은 1cm 폭의 링 모양으로 썰고 다리는 5cm 길이로 썰어 데친다. 새우는 껍질을 제거한 뒤 등쪽의 내장을 빼고 데쳐서 준비한다.
3 볼에 머스터드, 꿀, 레몬즙, 마요네즈, 소금, 백후추를 넣고 섞어 드레싱을 만든다.
4 접시에 콜리플라워와 치커리, 라디치오, 양상추, 오징어, 새우를 담아 파슬리가루를 뿌리고, 3의 드레싱과 함께 곁들인다.

TIP
- 새우를 삶을 때는 레몬, 파슬리, 양파식초, 소금을 넣고 삶으면 비린 맛을 없앨 수 있다.
- 콜리플라워는 모양이 둥글고 하얀색일수록 좋다.

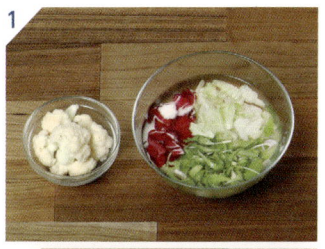

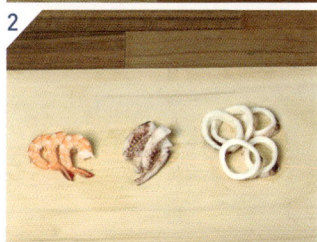

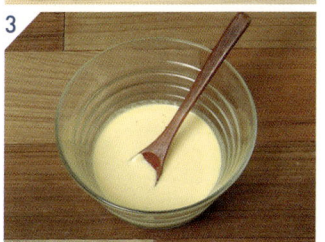

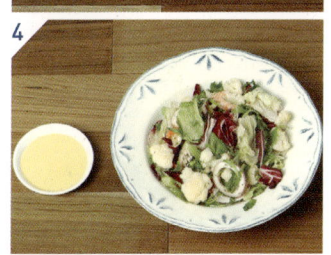

콜리플라워
식이섬유 외에도 비타민 C, 비타민 K, 엽산의 함량이 높고 칼슘, 마그네슘과 같은 미네랄 성분도 풍부하다. 항산화 작용, 해독 작용, 항암 작용, 항염증 작용, 심혈관 및 뇌혈관 보호 작용 등 뇌 건강을 지켜주는 효능을 가진 건강 채소이다.

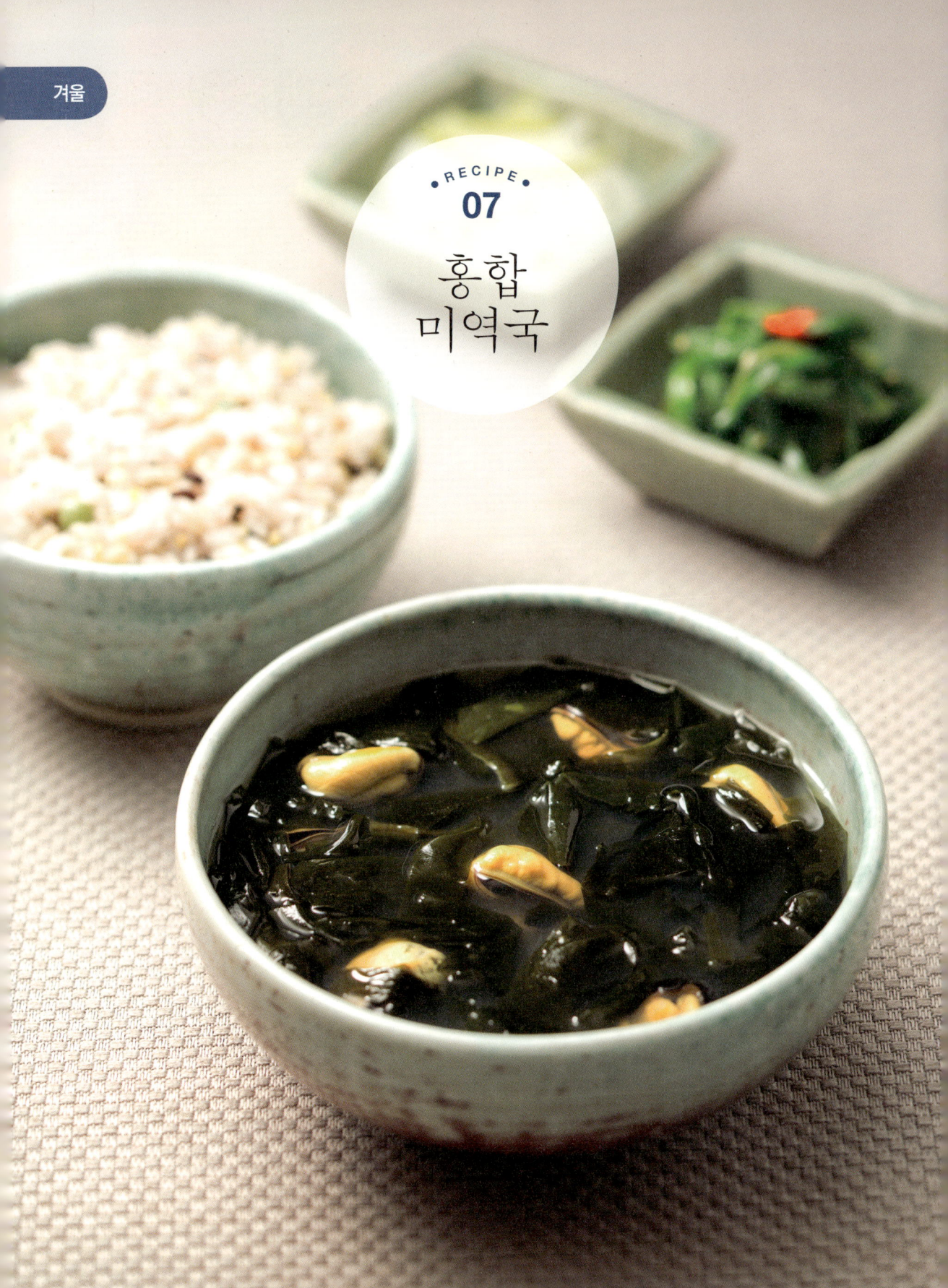

열량(kcal)	탄수화물(g)	단백질(g)	지방(g)
171	9	17.2	7.2

READY 1인분

홍합살 50g, 건미역 5g, 다진 마늘 5g, 국간장 5ml, 참기름 5ml, 소금 약간

HOW TO MAKE

1 건미역은 찬물에 약 1시간 정도 불린 다음 손으로 비벼 미역의 쓴맛을 제거한다.
2 참기름을 두른 냄비에 불린 미역을 넣고, 다진 마늘, 국간장을 넣어 센 불에서 10분 정도 물을 조금씩 넣어가며 볶는다.
3 2에 물을 붓고, 40분 정도 끓이다가 홍합살을 넣고 함께 끓이면서 소금간을 하여 마무리한다.

TIP

- 미역을 볶을 때 국간장을 같이 넣고 볶으면 미역국이 완성되었을 때 더욱 깊은 맛이 난다.
- 맑은 미역국을 원할 경우에는 미역을 볶지 않고, 미역과 국간장을 넣고 끓인 다음 홍합을 넣으면 깔끔한 미역국을 만들 수 있다.

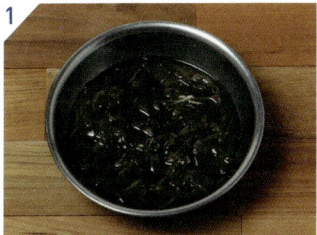

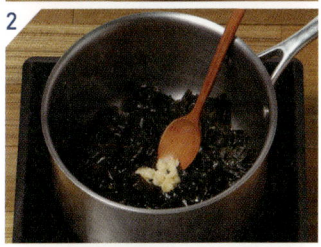

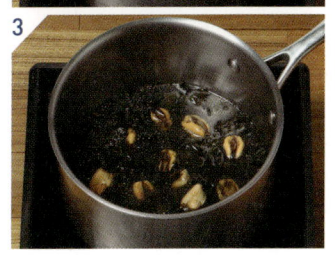

홍합

니아신, 단백질, 비타민 A, 비타민 B_{12}, 비타민 B_6, 비타민 C, 비타민 E, 아연, 엽산, 인, 지질, 칼륨, 칼슘, 셀레늄, 오메가-3가 풍부하게 함유되어 있다. 활성산소 발생을 억제하여 노화를 방지하고 면역력을 증강시키며 인지기능 저하를 막아준다.

겨울

RECIPE
08

생대구찜

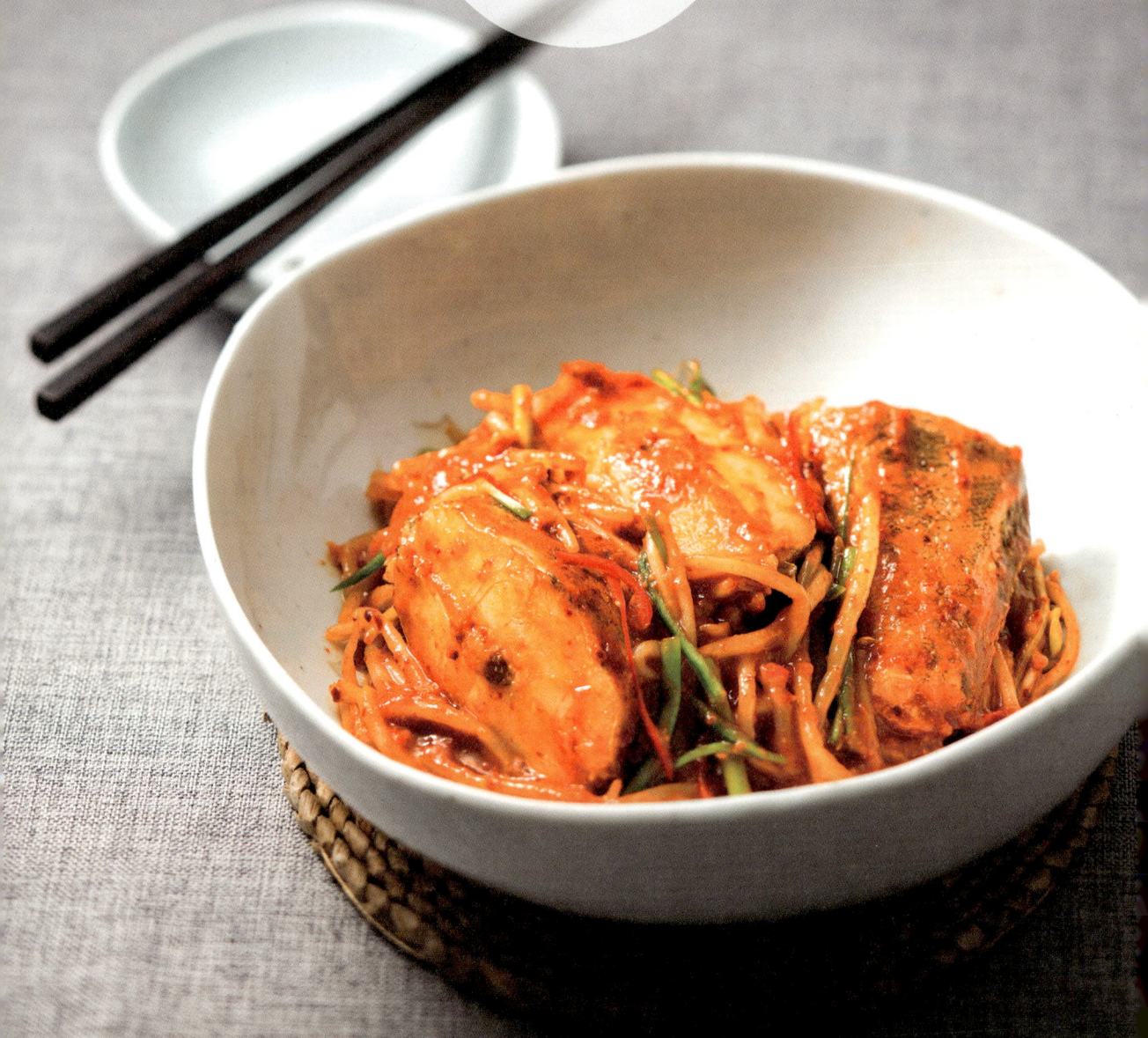

열량(kcal)	탄수화물(g)	단백질(g)	지방(g)
345	30	46.5	5.6

READY 1인분

생대구 200g, 미나리 50g, 콩나물 100g, 홍고추 5g, 대파 5g, 전분가루 10g, 소금/후추 약간
양념장 고춧가루 15g, 국간장 10ml, 물엿 5g, 다진 마늘 5g, 설탕 5g, 다진 생강 10g, 참기름/소금 약간

HOW TO MAKE

1. 생대구를 손질하여 5cm 정도의 크기로 토막내고, 끓는 소금물에 넣어 2분 정도 익힌다.
2. 콩나물은 소금물에 데쳐 준비하는데 이때 국물은 버리지 말고 보관한다. 대파와 홍고추는 어슷썰고, 미나리는 적당한 크기로 썰어둔다.
3. 팬에 고춧가루, 국간장, 물엿, 다진 마늘, 설탕, 다진 생강, 참기름, 소금, 콩나물 삶은 물을 넣고 끓여가며 양념장을 만든다.
4. 3에 대구, 콩나물, 미나리를 넣고 소금, 후추로 간을 한다. 재료가 다 익으면 대파와 홍고추를 넣고 전분물로 농도를 맞춘다.

TIP

- 양념장을 만들 때 멸치가루나 표고버섯 가루를 넣어주면 깊은 맛을 느낄 수 있다.
- 전분물은 전분가루:물의 비율을 1:3으로 한다.

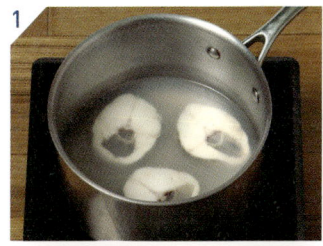
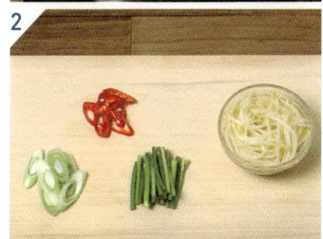
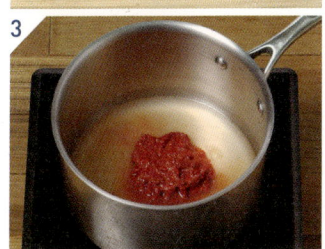
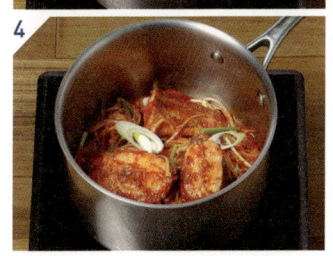

대구

트립토판(tryptophan), 셀레늄, 단백질, 비타민 B_6, 비타민 B_{12}, 칼륨, 오메가-3 지방산의 함량이 높다. 이 성분들에 의해 심혈관 질환 예방 효과가 있으며, 중성지방의 농도를 낮추어 동맥경화 및 비만과 고혈압을 예방한다. 또한 오메가-3 지방산은 노인성 기억장애, 알츠하이머병의 예방에 효과가 있다.

겨울

RECIPE
09

황태해장국

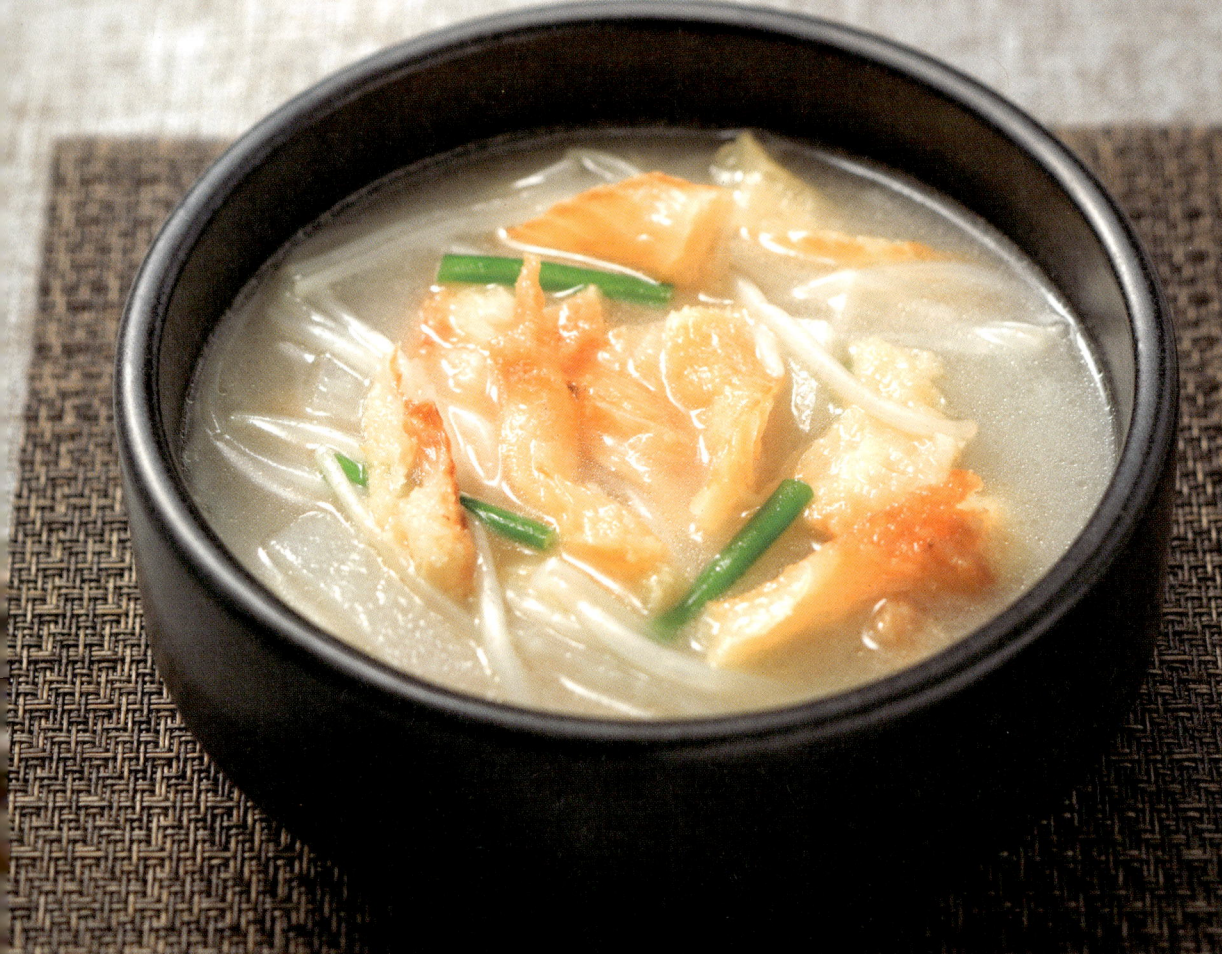

열량(kcal)	탄수화물(g)	단백질(g)	지방(g)
179	5.1	20.5	8.6

READY 1인분
황태포(마른 황태포) 15g, 무 50g, 콩나물 30g, 계란 25g, 실파 10g, 다진 마늘 5g, 국간장 3ml, 들기름 4ml, 새우젓/소금 약간
육수 다시마 2g, 국물용 멸치 5g,

HOW TO MAKE
1 다시마와 멸치를 찬물에 끓이다가 건져내 육수를 준비한다.
2 황태포는 적당하게 찢어 물에 잠시 담갔다가 물기를 빼고, 콩나물은 씻어 준비한다. 무는 나박썰고, 실파는 4cm 길이로 썬다.
3 프라이팬에 들기름을 두르고 황태포를 넣어 약한 불에서 달달 볶아준다.
4 황태포가 들기름을 거의 흡수하면 1의 육수를 부은 후 무와 국간장을 넣고 끓이고, 무가 투명하게 익으면 콩나물을 넣고 끓여준다. 재료가 거의 다 익으면 마지막으로 실파, 계란, 다진 마늘, 새우젓, 소금을 넣는다.

TIP
- 황태포를 방망이로 두드린 후 조리에 사용하면 황태포가 부드러워져 씹는 질감이 좋다.
- 육수를 쌀뜨물로 하면 구수한 황태국을 만들 수 있다.

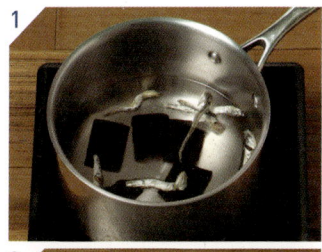
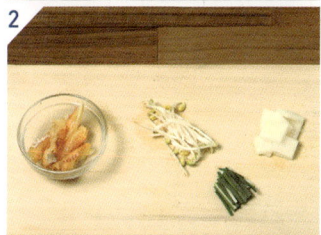
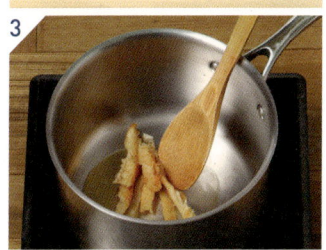
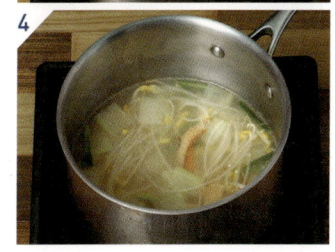

명태(황태)
단백질, 비타민 A, 나이아신, 칼슘, 레티놀이 풍부하게 들어 있는 겨울 생선이다. 레티놀은 눈을 보호하여 시력을 유지해주고, 나이아신은 인지 기능이 떨어지는 것을 막아주며 알츠하이머병을 예방해주는 효과가 있다.

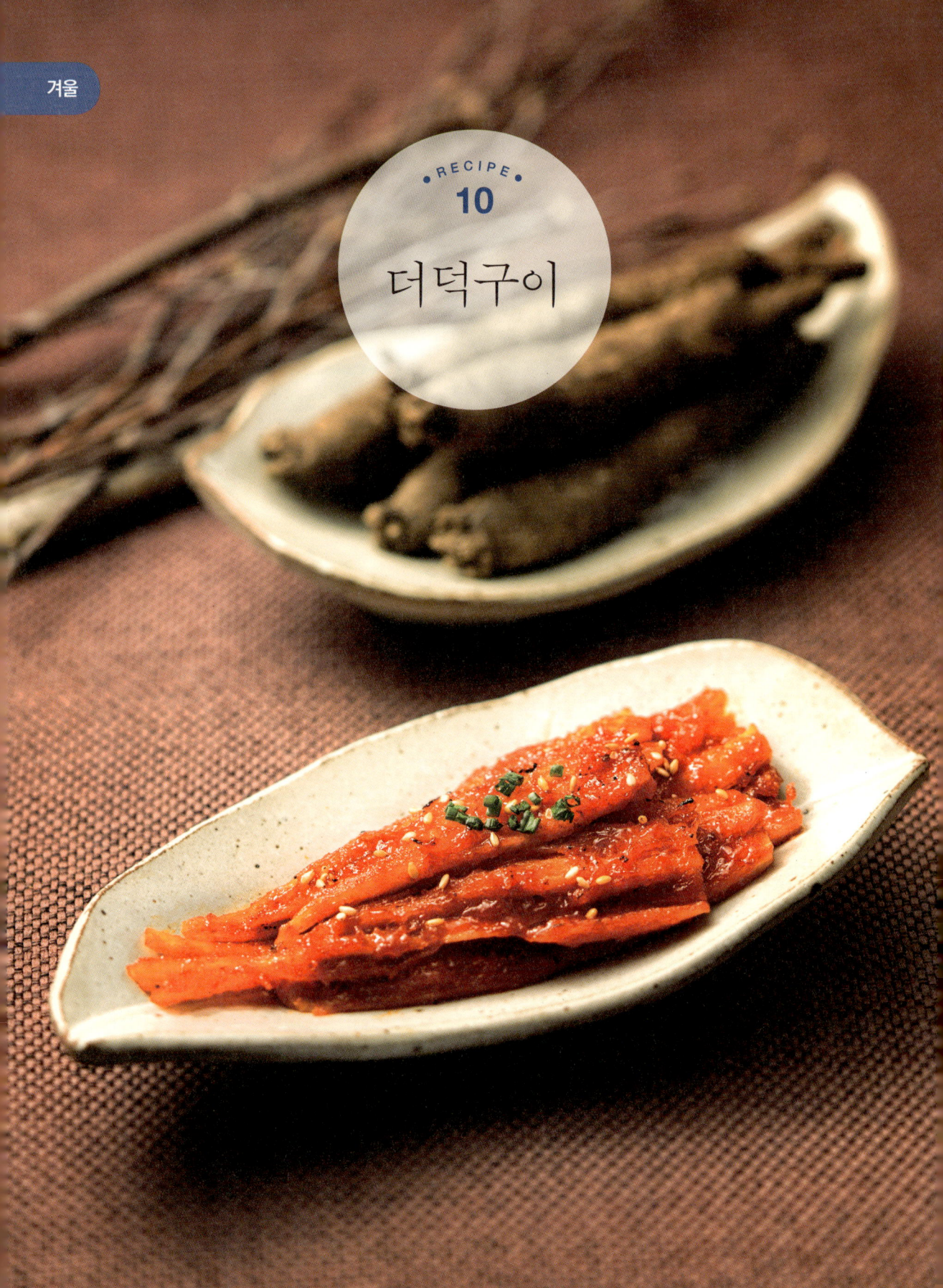

겨울

RECIPE 10

더덕구이

열량(kcal)	탄수화물(g)	단백질(g)	지방(g)
356	40	8	19.7

READY 1인분
더덕 100g
유장 간장 5ml, 참기름 15ml
고추장 양념 고추장 45g, 설탕 7g, 다진 파 15g, 다진 마늘 5g, 참기름 5ml, 간장 10ml, 깨소금 약간

HOW TO MAKE
1 더덕은 껍질을 돌려가며 벗겨 반을 가르고 소금물에 잠시 담가 두었다가 건져서 방망이로 자근자근 두들겨 편편하게 편 후 물기를 없앤다.
2 1의 더덕에 유장을 바르고, 달군 프라이팬에 기름을 두른 후 애벌구이한다.
3 볼에 고추장, 설탕, 다진 파, 다진 마늘, 참기름, 간장, 깨소금을 넣어 고추장 양념을 만든다.
4 애벌구이한 더덕에 고추장 양념을 발라서 타지 않게 프라이팬에 구운 다음 더덕의 모양을 살려서 담아낸다.

TIP
- 더덕은 껍질을 벗겨 쓴맛을 빼기 위해 소금물에 잠시 담근 후 사용한다.
- 더덕껍질은 살짝 구워서 벗기면 진액이 묻어나지 않고 쉽게 껍질을 제거할 수 있다.

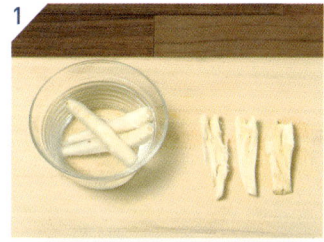
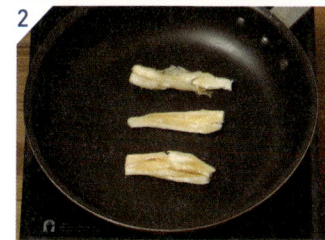
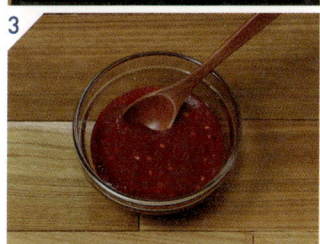
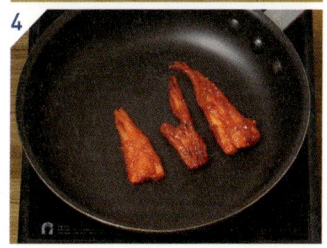

더덕
갈릭산(gallic acid), 바닐릭산(vanillic acid)에는 기억력 향상 효과가 있다. 사포닌 성분의 페놀산과 플라본은 항산화, 비만 억제, 면역력 증가, 스트레스 감소의 효능이 있어 동맥경화, 심장병, 뇌졸중 및 치매 발생의 위험을 낮춰 준다.

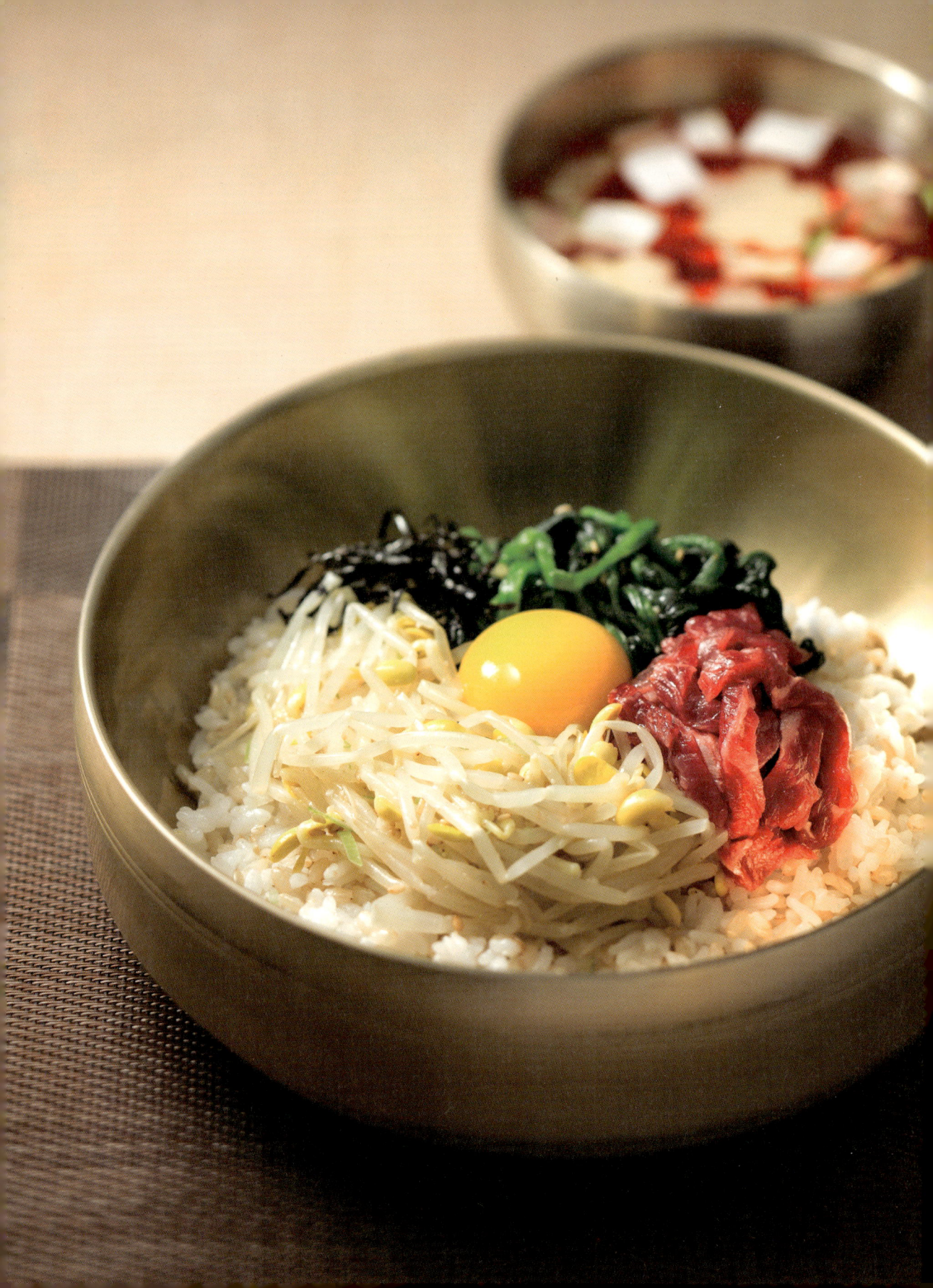

Four Seasons

사계절 내내 좋은 뇌 건강식

제철과일, 제철채소라는 말이 무색해진 시대가 되었다. 사계절 내내 언제든지 원하는 과일이나 채소를 풍부하게 접할 수 있게 되었기 때문에 '제철음식'의 의미가 퇴색된 것이다. 그러나 온실에서 억지 춘향으로 키워낸 식재료들보다 제철이 되어 제대로 된 모습을 드러낸 '자연산' 재료들은 풍성하고 신선하며 게다가 가격까지 착하다. 이런 제철음식 이외에도 사시사철 건강을 위해 먹을만한 음식도 많이 있다. 제철음식과 더불어 영양적으로 균형 잡힌 사계절 음식을 마련해 보자.

사계절

RECIPE
01
해물카레
볶음밥

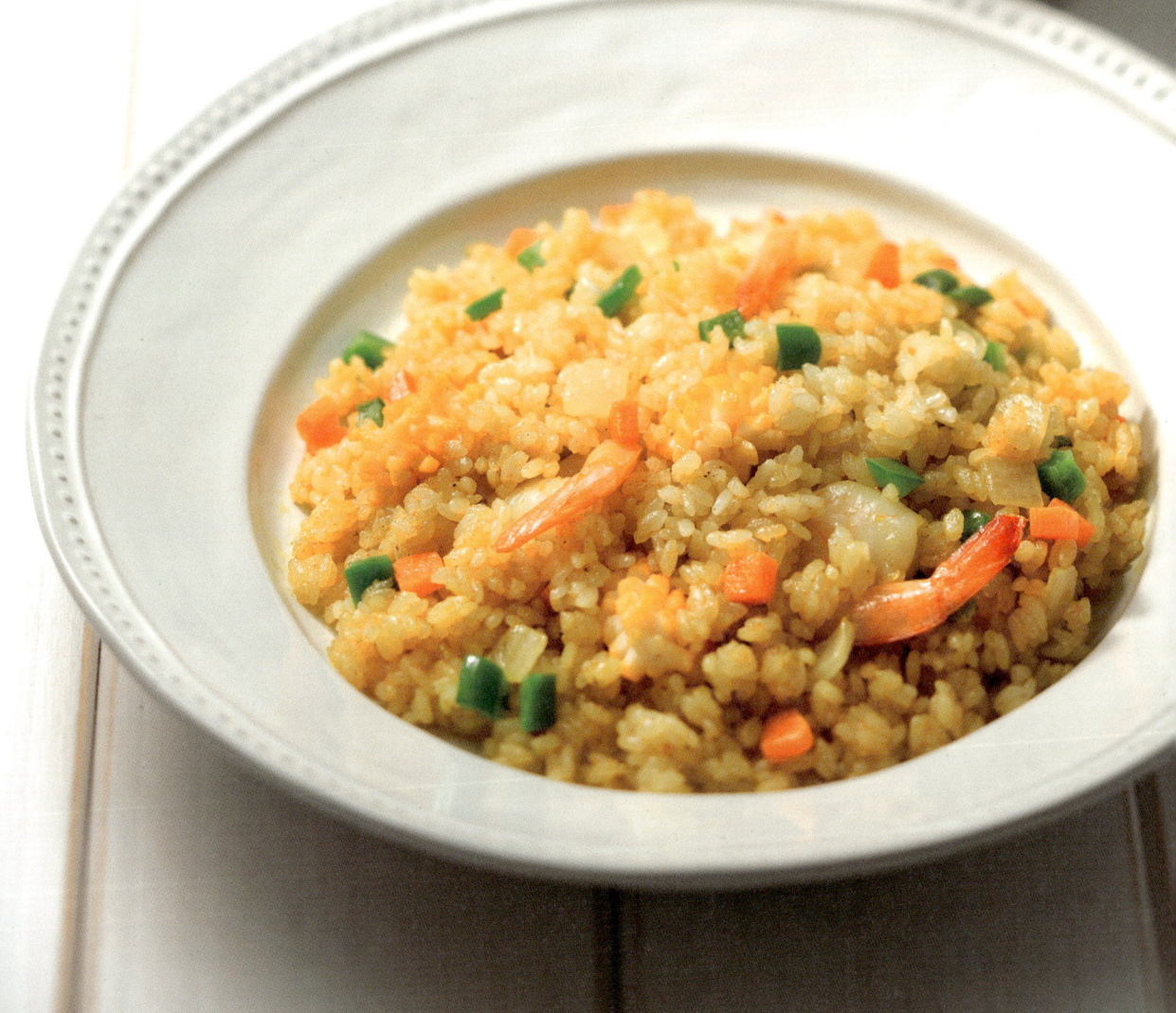

열량(kcal)	탄수화물(g)	단백질(g)	지방(g)
495	81.4	23	7.5

READY 1인분
카레가루 7g, 양파 20g, 당근 15g, 피망 15g, 쌀 100g, 올리브오일 20ml, 오징어 50g, 칵테일 새우 30g, 다진 마늘 5g, 소금/후추 약간

HOW TO MAKE
1. 쌀은 씻어 물에 불렸다가 고슬고슬하게 밥을 지어 놓는다.
2. 양파와 당근, 피망은 다지고, 칵테일 새우는 찬물에 헹궈 준비한다. 오징어는 손질하여 칼집을 낸 다음 4×1cm 정도 크기로 썬다.
3. 프라이팬에 올리브오일 10ml와 다진 마늘, 물기를 제거한 오징어와 칵테일 새우를 넣고 센 불에 볶아준다.
4. 오징어와 칵테일 새우가 익으면 올리브오일 10ml를 더 넣어 양파, 당근, 피망을 볶고, 분량의 밥과 카레가루, 소금, 후추를 넣어 센 불에 재빨리 볶아준다.

TIP
- 밥을 할 때 카레물을 만들어 밥을 하면 색깔도 진하고 카레향이 스며들어 맛있는 볶음밥을 만들 수 있다.

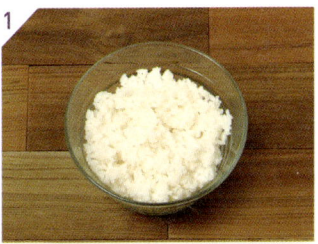
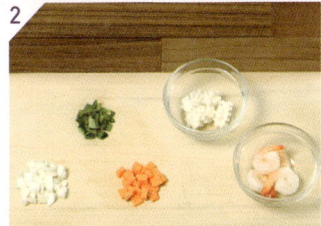
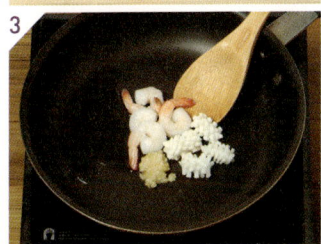
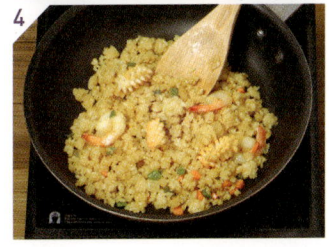

카레
카레 요리의 주원료인 강황에는 컬큐민(curcumin)이라는 폴리페놀 성분이 있는데, 자연계에 존재하는 가장 강력한 항산화, 항염증 효과를 가지고 있는 물질 중 하나이다. 다른 나라에 비해 인도에서는 알츠하이머병의 발생률이 높지 않은데, 이는 인도 사람들이 카레를 주식으로 하기 때문으로 추정된다. 실제로 컬큐민은 알츠하이머병의 원인물질인 아밀로이드가 뇌 속에 쌓이는 것을 억제한다.

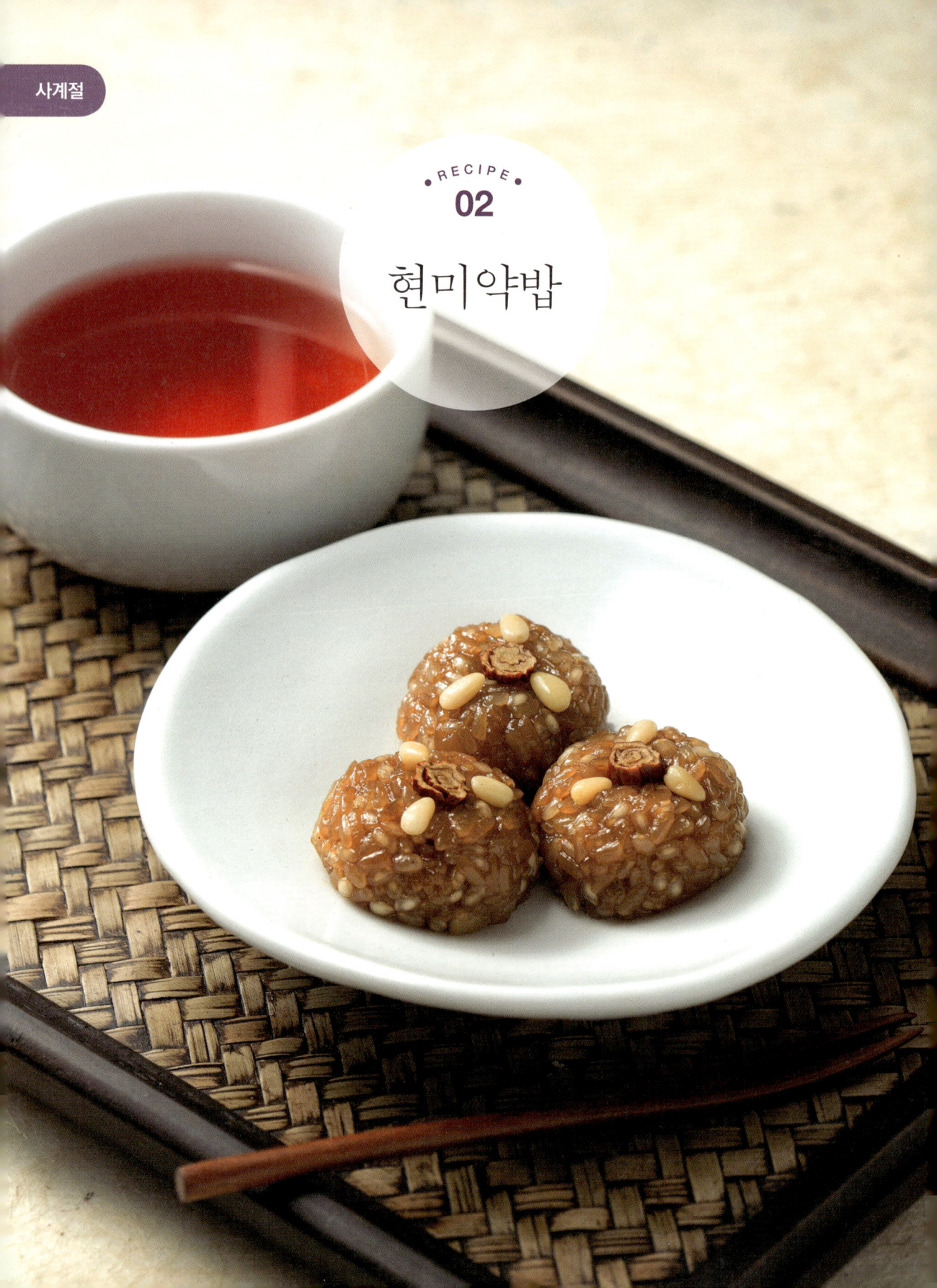

열량(kcal)	탄수화물(g)	단백질(g)	지방(g)
661	143	9.3	6.7

READY 1인분

현미찹쌀 40g, 찹쌀 40g, 대추 30g, 밤 32g, 흑설탕 40g, 꿀 10g, 참기름 5ml, 잣 2g, 간장 10ml, 계피가루 0.5g, 소금 약간

HOW TO MAKE

1 현미찹쌀, 찹쌀은 깨끗이 씻어 물에 10시간 정도 불린 다음 물기를 빼고 시루에 삼베보자기를 깔아 1시간 정도 찐다. 도중에 나무주걱으로 아래위를 뒤섞어 고루 익힌다.
2 대추는 씨를 뺀 후 가늘게 채썰고 대추씨는 물을 자작하게 부어 걸쭉하게 조려 체에 내려서 대추고를 만든다. 밤은 껍질을 벗겨 3~4등분으로 썬다.
3 큰 그릇에 1의 찹쌀밥을 넣고 대추고, 흑설탕, 계피가루, 소금을 넣어 덩어리가 없도록 잘 버무린 다음 간장과 꿀, 참기름을 넣어 고루 섞고 대추, 밤, 잣을 넣고 버무린다.
4 김이 오른 시루에 삼베보자기를 깔고 1시간 정도 센 불에서 찐 다음 10분 정도 약한 불에서 뜸을 들인다.

TIP

- 대추와 밤 외에도 고구마, 덩굴 콩 등을 함께 넣어 밥을 지어도 좋다
- 다양한 견과류를 넣어 기호에 맞게 만들 수 있다.

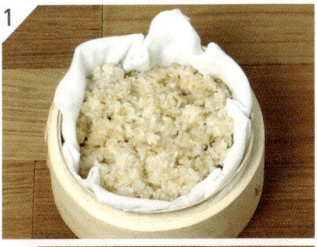

1

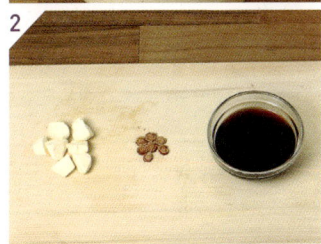

2

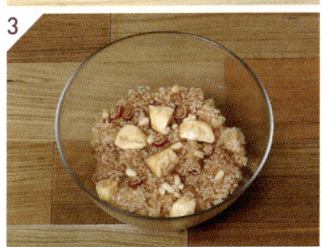

3

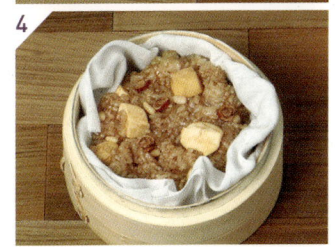

4

현미쌀
항산화 작용과 면역기능 강화 효과가 있는 셀레늄, 대장암의 위험성을 감소시켜주는 식이섬유, 인슐린 대사에 관여하여 당뇨병 위험을 줄여주는 마그네슘, LDL 콜레스테롤을 떨어뜨려주는 감마 오리자놀 등 뇌 건강을 지켜주는 유효 성분이 풍부하게 들어 있는 곡물이다.

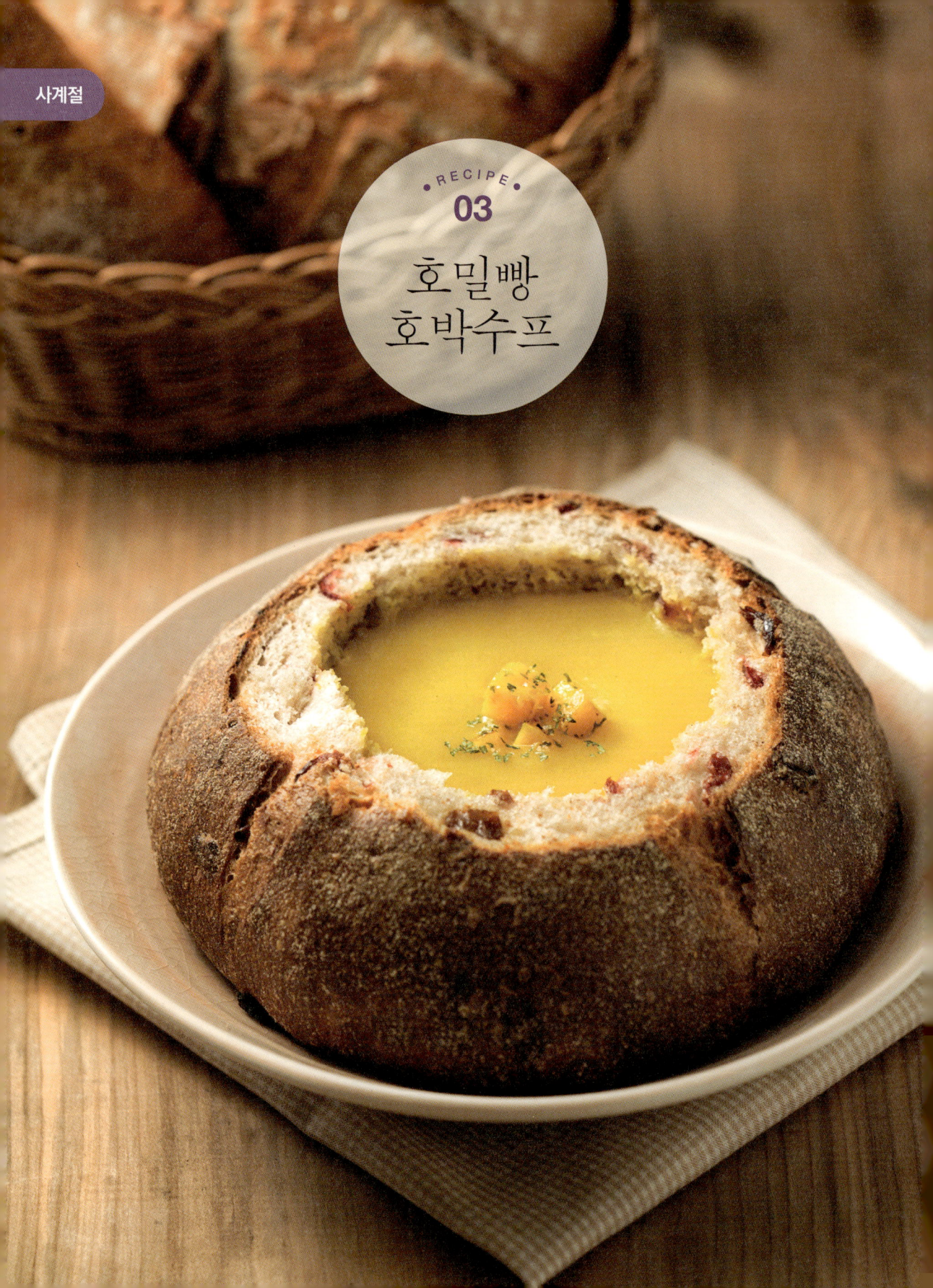

열량(kcal)	탄수화물(g)	단백질(g)	지방(g)
345	29	9.5	22.4

READY 1인분

단호박 140g, 양파 50g, 버터 10g, 우유 100ml, 생크림 50ml, 소금 2g, 파슬리가루 약간, 호밀빵 1개

HOW TO MAKE

1 단호박은 껍질을 벗기고 씨를 뺀 다음 큼직하게 썰고 양파는 너무 크지 않은 정도로 썬다. 호밀빵은 윗부분을 썰어내고 속을 파낸다.
2 냄비에 버터를 녹이고 양파를 넣어 양파가 투명해질 때까지 볶다가 단호박을 넣어 함께 볶는다.
3 2에 물을 넣어 단호박이 물러질 정도가 될 때까지 끓인다.
4 삶아진 단호박과 양파를 믹서에 넣어서 곱게 갈아 냄비에 다시 넣고 끓기 시작하면 생크림과 우유를 섞는다. 먹기 좋은 농도가 되면 소금으로 간을 하고, 호밀빵에 수프를 옮겨 담은 후 파슬리가루로 마무리한다.

TIP

• 호박에 소금간을 미리 하면 삭을 수 있기 때문에 소금은 먹기 직전에 넣는다.

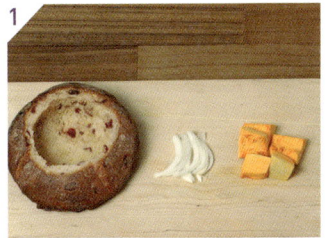

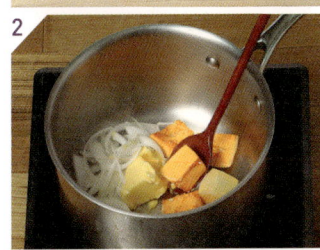

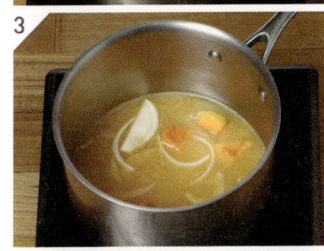

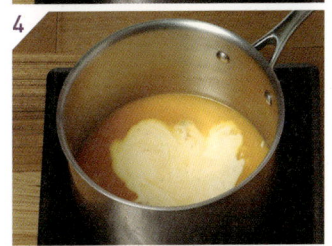

호밀

식이섬유 함량이 높고 인, 마그네슘, 셀레늄, 비타민 B 복합체를 풍부하게 가지고 있다. 비만을 억제하고 제2형 당뇨 예방 효과가 있으며 심혈관 질환 위험도 낮춘다.

사계절

RECIPE
04

청국장쌈

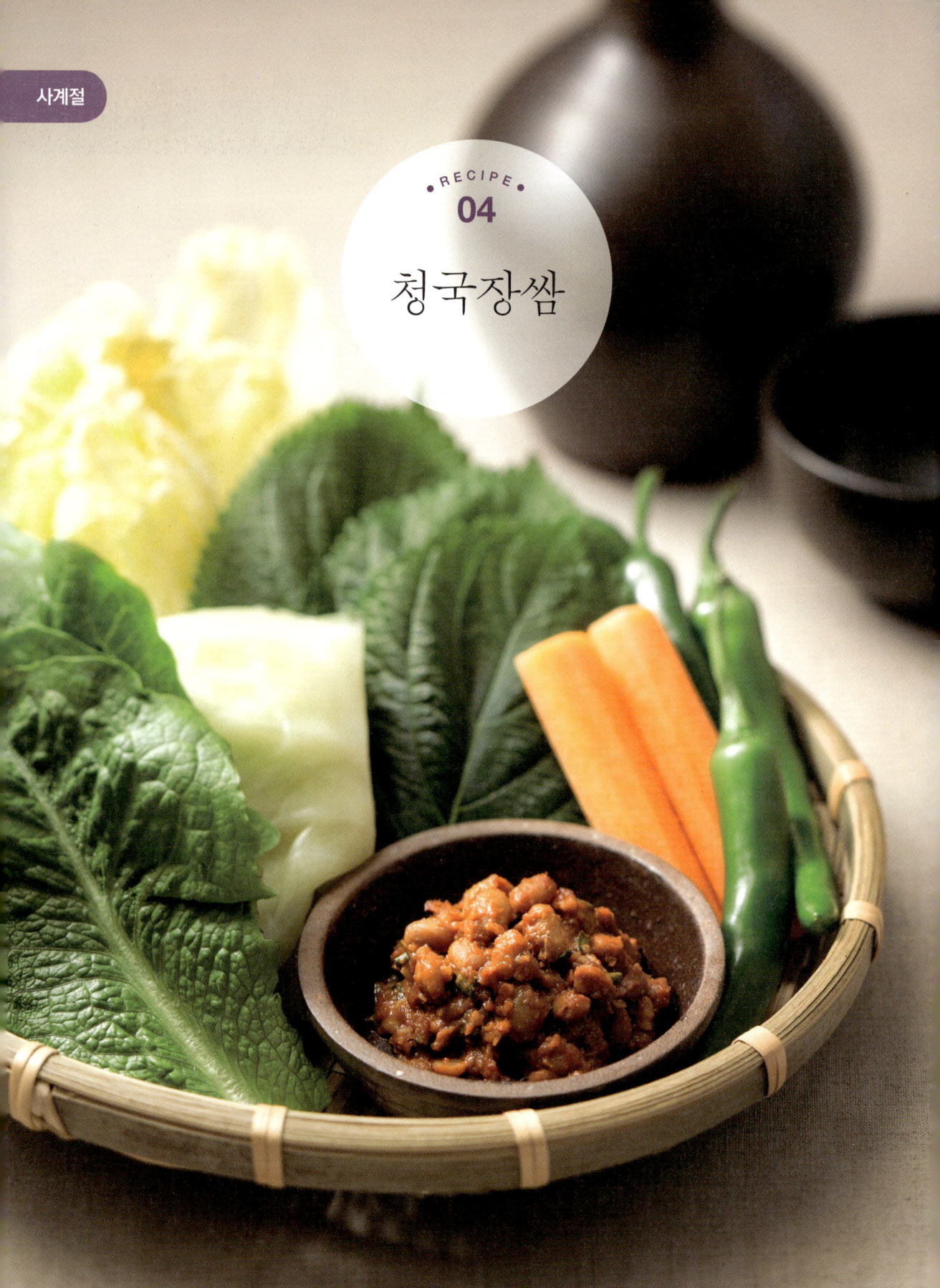

열량(kcal)	탄수화물(g)	단백질(g)	지방(g)
120	15.8	8.6	3.3

READY 1인분
생청국장 25g, 된장 7g, 양배추 30g, 상추 10g, 깻잎 3g, 고추 15g, 당근 30g, 고추장 7g, 대파 5g, 마늘 10g, 매실청 8g, 깨소금 2g, 고춧가루 3g

HOW TO MAKE
1 대파와 마늘을 잘게 다져 준비하고, 쌈 채소는 흐르는 물에 깨끗이 씻어 준비한다.
2 볼에 생청국장, 된장, 고추장, 매실청을 넣고 섞는다.
3 2의 잘 섞은 청국장에 다진 대파, 다진 마늘, 깨소금, 고춧가루를 넣고 잘 섞는다.
4 다양한 쌈, 야채 등과 함께 준비하면 된다.

TIP
• 청국장은 끈적끈적한 진이 많이 나올수록 맛이 좋다.

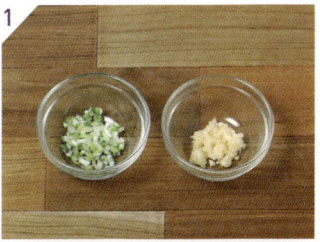
1

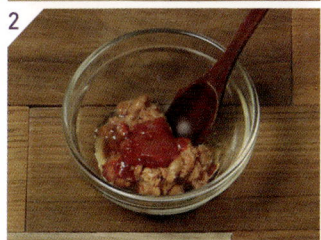
2

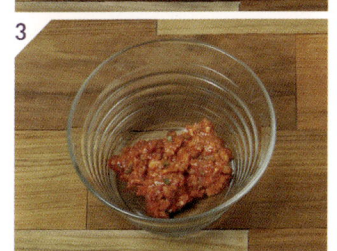
3

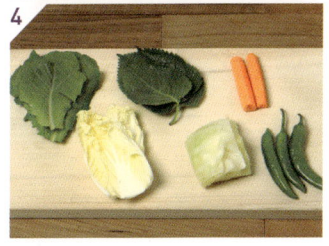
4

청국장
단백질, 지방, 탄수화물이 균형 있게 분포된 건강식품이다. 이소플라본(isoflavone)의 일종인 제니스틴(genistin)과 사포닌(saponin)이 함유되어 있어 항암 효과가 뛰어나다. 그리고 비타민 B_2와 비타민 E는 당뇨병 위험을 낮추고 노화를 억제한다. 또한 레시틴(lecithin)은 기억력을 향상시키고 나토키나제(nattokinase)는 혈중에 떠돌아 다니는 혈전과 아밀로이드 찌꺼기를 녹여 내어 뇌졸중과 알츠하이머병 예방 효과를 보인다.

사계절

RECIPE 05

나박김치

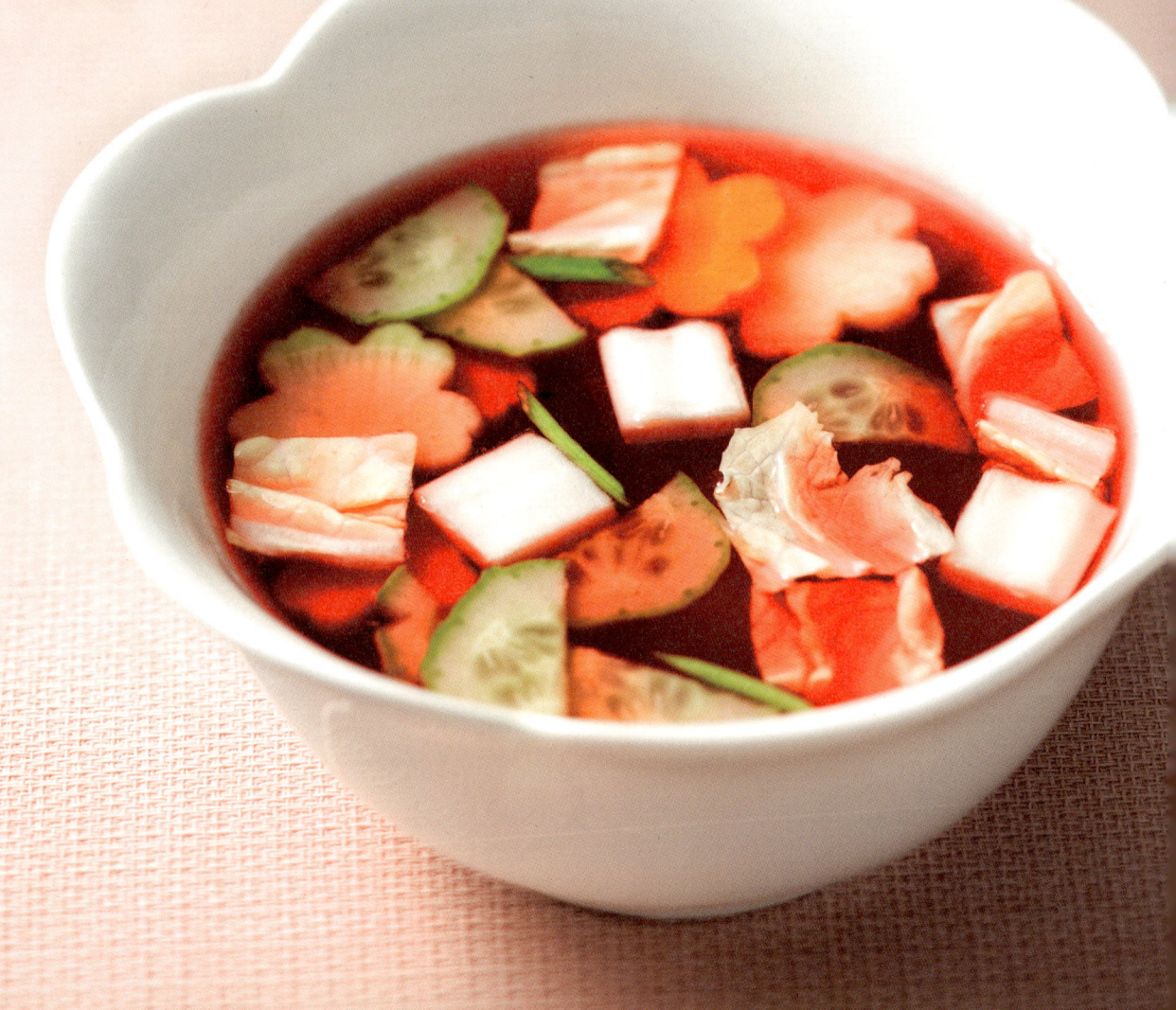

열량(kcal)	탄수화물(g)	단백질(g)	지방(g)
16	3.3	1.1	0.1

READY 1인분
배추 30g, 무 10g, 비트 10g, 오이 13g, 미나리 5g, 당근 10g, 다진 마늘 5g, 다진 생강 5g, 대파 5g, 고춧가루 1g, 소금 4g, 물 200ml

HOW TO MAKE
1. 배추는 길이 3×3cm 정도로 썰고, 무와 비트는 2.5×2.5×0.2cm로 나박썬다. 미나리는 3cm 길이로 썰고, 오이는 껍질을 소금으로 문질러 씻은 다음 반달 모양으로 둥글게 썰어 준비한다. 당근은 꽃 모양으로 썰어 준비한다.
2. 볼에 배추, 무, 비트, 오이, 당근, 대파, 다진 마늘, 다진 생강을 넣어 밑간을 해둔다.
3. 2에 소금으로 간을 맞춘 물을 부어준다.
4. 미리 물에 불린 고춧가루를 망에 한번 걸러서 3에 붓고, 1~2일 정도 숙성시킨 후 미나리를 넣고 냉장보관 한다.

TIP
- 고춧가루는 물 1컵에 미리 불려둔다.
- 미나리를 함께 넣게 되면 발효가 빨리 되므로 익을 즈음 넣어준다.
- 단맛과 시원한 맛을 내기 위해서 사과, 배, 밤 등을 넣어도 좋다.

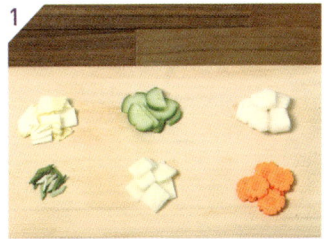
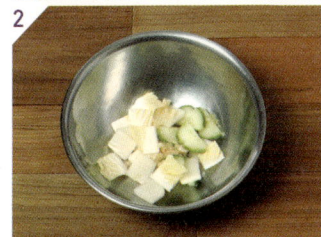
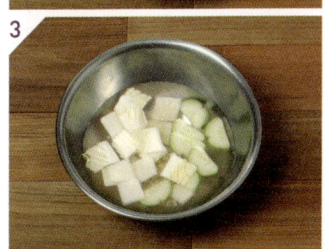
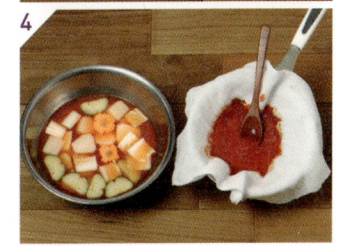

김치
담그는 재료에 따라 영양성분이 다를 수 있으나 일반적으로 사용되는 재료에 함유된 유익한 성분을 살펴보면 배추의 시토스테롤(sitosterol), 마늘의 알린(alline)과 알리신(allicin), 고추의 캡사이신(capscaicin), 생강의 진저롤(gingerol) 등이 있으며 발효되면서 유산과 유산균이 증가된다. 김치의 유효성분들이 항암, 노화억제, 동맥경화 예방 효과, 면역활성 증강 효과를 나타낸다는 것은 잘 알려진 사실이다.

사계절

RECIPE
06

두부야채
샐러드

열량(kcal)	탄수화물(g)	단백질(g)	지방(g)
85	6.7	6	4

READY 1인분
두부(샐러드용 두부) 60g, 양상추 30g, 시금치 10g, 청피망 5g, 홍피망 5g, 방울토마토 40g
드레싱 올리브오일 15ml, 발사믹식초 8ml, 꿀 5ml, 소금 2g

HOW TO MAKE
1 양상추와 시금치는 먹기 좋은 크기로 뜯어서 차가운 물에 담가 둔다.
2 두부는 2×2cm로 깍둑썰고, 방울토마토는 먹기 좋은 크기로 썬다. 피망은 채썰어 준비한다.
3 볼에 올리브오일, 발사믹식초, 꿀, 소금을 넣어 드레싱을 만든다.
4 채소와 두부는 물기를 제거한 뒤 완성 접시에 담고 드레싱과 함께 곁들인다.

TIP
- 올리브오일과 발사믹식초는 잘 섞이지 않기 때문에 많이 저어서 준비해야 하고, 발사믹식초와 함께 꿀을 사용하면 맛이 더욱 좋다.
- 드레싱은 다른 드레싱으로도 대체가 가능하다.

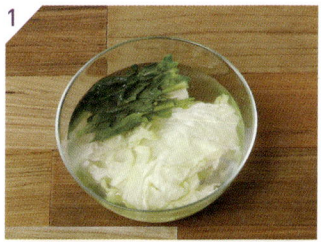

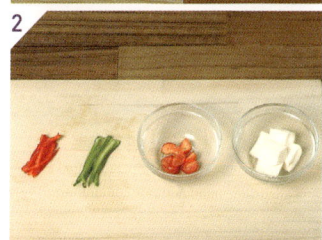

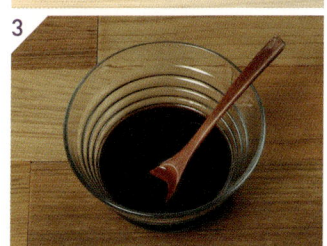

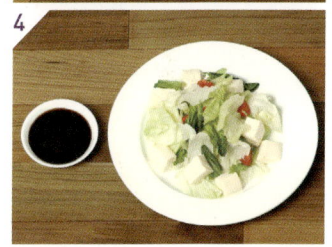

두부
양질의 단백질, 철분, 칼슘, 오메가-3, 이소플라본(isoflavone)이 많이 함유되어 있는 건강식품이다. LDL 콜레스테롤 수치를 낮추고 노화 억제 효과가 있으며 체중과 혈당 조절에 유효하다.

사계절

RECIPE 07
콩나물육회 비빔밥

열량(kcal)	탄수화물(g)	단백질(g)	지방(g)
684	91.3	37	19

READY 1인분

현미쌀 50g, 쌀 50g, 콩나물 100g, 시금치 50g, 김가루 3g, 계란노른자 1개, 참기름 3ml, 다진 마늘 3g, 소금 약간
간장 양념장 간장 30ml, 대파 4g, 다진 마늘 6g, 고춧가루 3g, 참기름 3ml, 깨 1g
육회 소고기 80g, 설탕 5g, 소금 3g, 참기름 5ml, 다진 파 5g, 깨소금 2g, 다진 마늘 10g

HOW TO MAKE

1 현미쌀과 쌀은 깨끗이 씻어 2시간 가량 불린 후 고슬고슬하게 밥을 짓는다.
2 콩나물은 끓는 물에 데쳐서 다진 마늘, 참기름, 소금으로 양념을 하고, 시금치도 데쳐서 조물조물 양념한다. 소고기는 결 반대 방향으로 5cm 정도의 길이로 곱게 채썬다
3 소고기는 설탕, 소금, 참기름, 다진 파, 깨소금, 다진 마늘을 넣고 무쳐준다.
4 그릇에 밥을 담고 그 위에 콩나물, 시금치, 김가루, 육회를 올려주고 노른자를 얹은 다음 간장 양념장을 함께 곁들인다.

TIP
- 밥을 지을 때 청주를 넣으면 윤기가 나고 찰진 밥을 완성할 수 있다.
- 콩나물은 삶은 후 찬물에 헹구면 아삭한 맛을 살릴 수 있다.

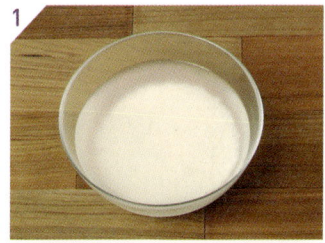
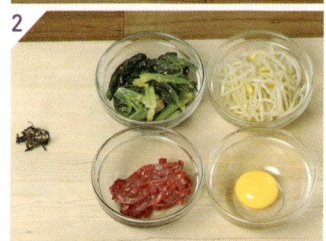
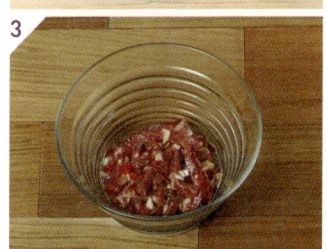
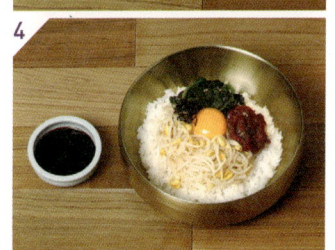

콩나물
불포화지방산, 단백질, 미네랄, 비타민 B군, 비타민 C, 아스파라긴산이 함유되어 있고, LDL 콜레스테롤을 감소시켜 심장병과 뇌졸중 위험을 줄이며 빈혈 예방, 면역력 증강 효과가 있다.

사계절

• RECIPE •
08

애플 시나몬티

열량(kcal)	탄수화물(g)	단백질(g)	지방(g)
166	42.4	0.5	0.2

READY 1인분
사과 1/2개(100g), 황설탕 25g, 시나몬 파우더(계피가루) 4g, 레몬즙 1ml

HOW TO MAKE
1. 사과는 깨끗이 씻어 4등분하여 나박썰어 준비한다.
2. 냄비에 나박썬 사과와 황설탕, 시나몬 파우더, 레몬즙을 고루 섞어 30분간 재워 놓는다.
3. 물기가 생기면 뚜껑을 덮고 사과가 투명해질 때까지 30분 정도 졸여준다.
4. 소독된 유리병에 졸여진 사과청을 넣고 서늘한 곳에서 일주일간 숙성하고, 숙성이 끝나면 컵에 두 스푼 정도 넣어 차를 만들어 먹는다.

TIP
- 레몬즙을 넣어주면 사과의 갈변을 방지할 수 있다.
- 냄비에 넣고 조릴 때 바닥이 타지 않게 주의하면서 조리한다.

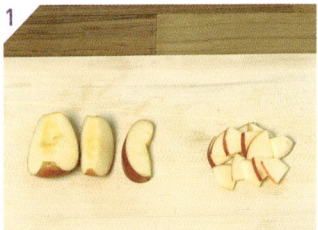
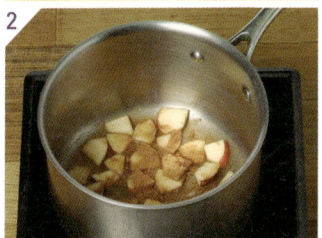
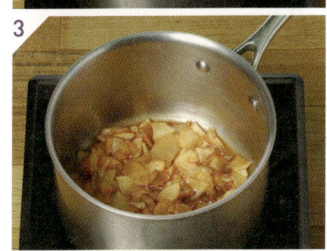
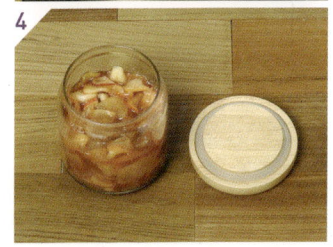

계피
시남알데하이드(cinnamaldehyde)가 유효성분인데 항염증 작용으로 신경세포를 보호하고 혈당감소 효과가 있어 제2형 당뇨병의 치료에 사용된다.

사계절

RECIPE
09

메밀국수

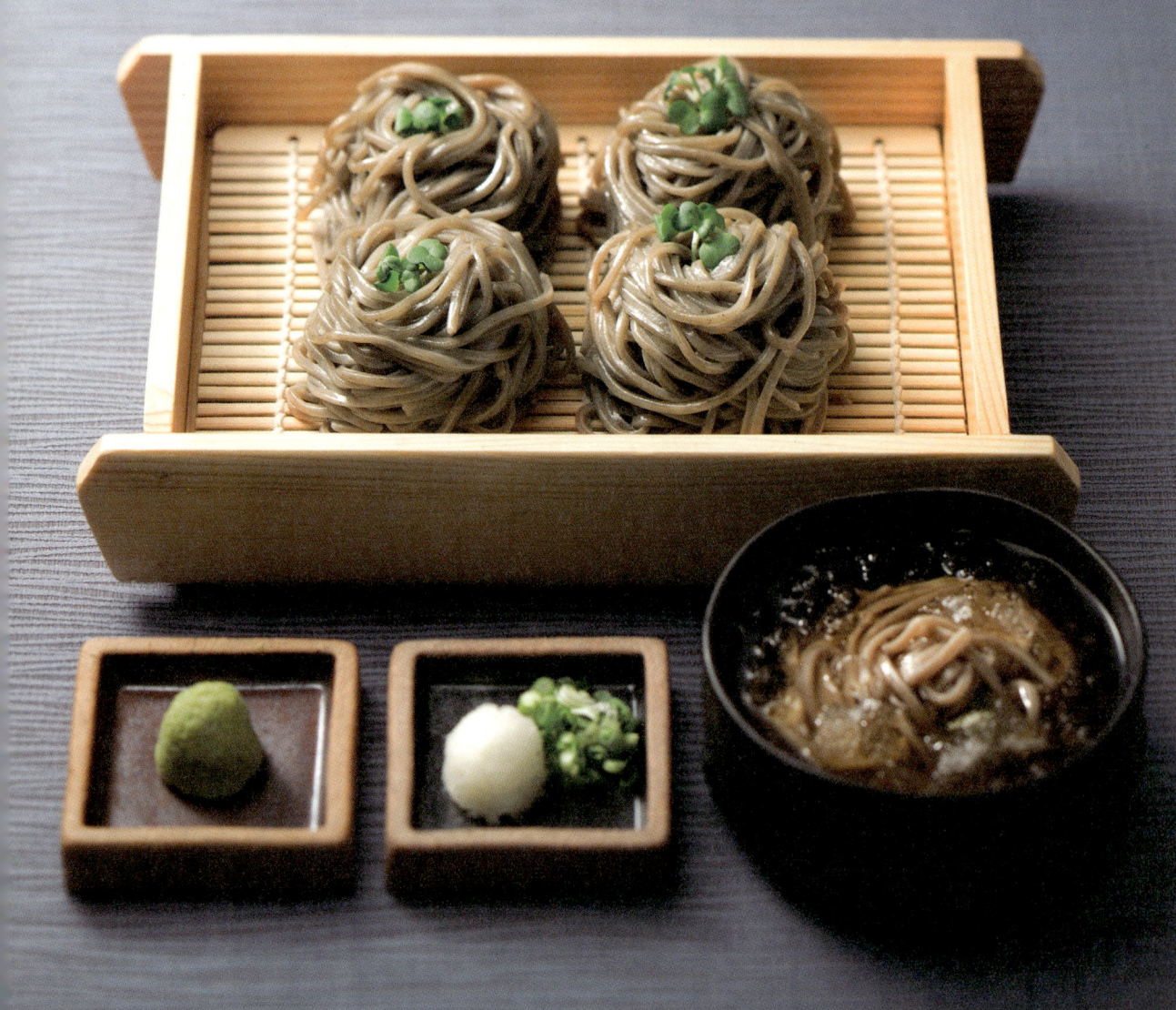

열량(kcal)	탄수화물(g)	단백질(g)	지방(g)
473	97.6	16.3	2.1

READY 1인분
메밀면 130g, 무 50g, 쪽파 5g, 고추냉이 5g, 김가루 1g, 무순 2g
메밀소스 청주 30ml, 표고버섯 10g, 파뿌리 15g, 멸치 10g, 다시마 2g, 마늘 10g, 무 50g, 간장 40ml, 가다랑어포 2g, 설탕 10g, 물 400ml

HOW TO MAKE
1 물 2컵에 무, 표고버섯, 멸치, 마늘, 파뿌리, 다시마를 넣고 끓인다.
2 육수가 우러나면 건더기를 건져낸 다음, 간장과 설탕, 청주를 넣고 한 번 더 끓인 후 불을 끄고 가다랑어포를 넣어 5분 후에 걸러낸다. 메밀소스는 차갑게 냉동보관 시킨다.
3 강판에 무를 갈아 찬물에 담가두고, 쪽파는 송송 썰어준다.
4 냄비의 물이 끓으면 메밀면을 넣고 삶은 다음, 찬물에 씻어 그릇에 담는다. 갈은 무, 고추냉이, 쪽파, 김가루, 무순, 메밀소스와 함께 곁들인다.

TIP
• 메밀면이 끓으면 찬물을 한 번 부어준 다음 다시 끓이면 면이 더욱 쫄깃해진다.
• 메밀면을 삶아 마지막으로 헹굴 때 얼음물에 담가 비벼주면 면발이 탱탱해진다.

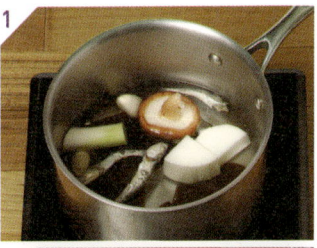

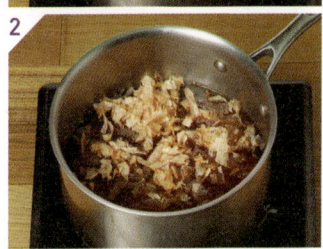

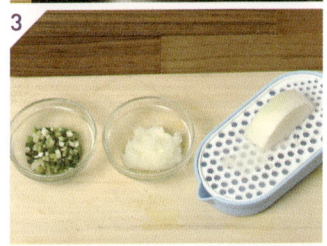

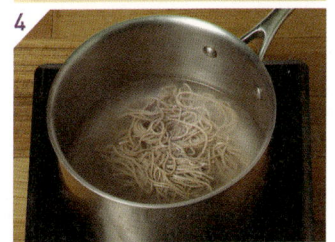

메밀
주요 유효 성분인 루틴(rutin)은 항산화, 항암, 항염증 효과와 인슐린 분비를 촉진시켜 혈당 강하 효과가 있다. 또한 일산화질소(NO) 경로에 작용하여 혈압을 낮춰주고, LDL콜레스테롤의 산화를 억제하여 콜레스테롤을 낮추는 등 복합적인 생화학 작용을 하기 때문에 실제로 루틴 성분을 이용한 약품이 개발되고 있다.

사계절

RECIPE 10
표고버섯 전골

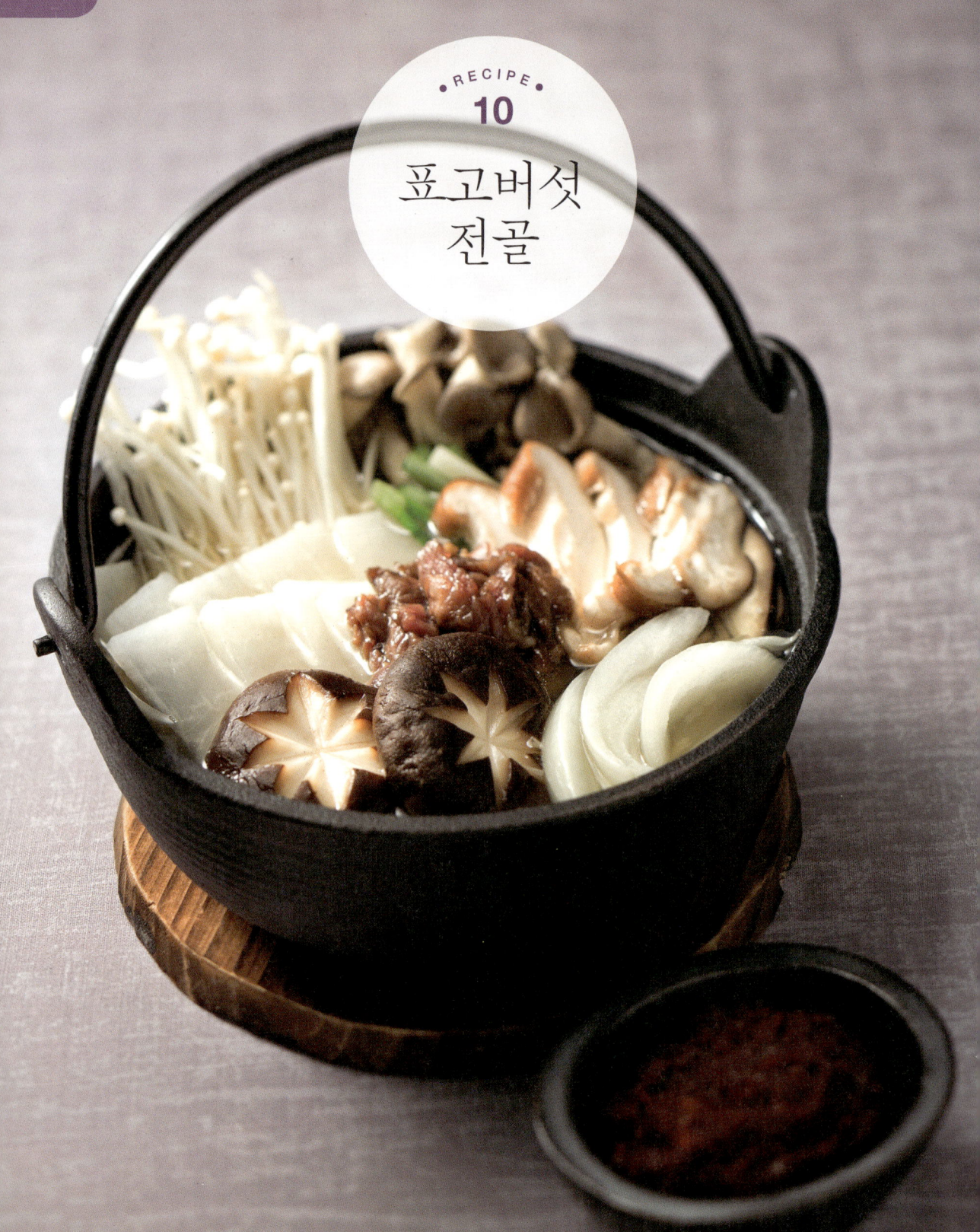

열량(kcal)	탄수화물(g)	단백질(g)	지방(g)
210	18.4	12.7	10

READY 1인분
소고기(불고기용) 35g, 당면 5g, 표고버섯 30g, 애느타리버섯 10g, 팽이버섯 10g, 무 50g, 양파 10g, 쪽파 5g, 홍고추 5g, 소금 약간
고기양념 국간장 5ml, 다진 파 5g, 다진 마늘 5g, 맛술 5ml, 참기름 3ml
육수 마른 표고버섯 30g, 다시마 5g, 물 200ml
양념장 고춧가루 10g, 고추장 5g, 간장 5ml, 다진 마늘 2g, 참기름 2ml, 소금 약간

HOW TO MAKE
1. 냄비에 마른 표고버섯, 다시마, 물을 넣고 육수를 만든다.
2. 소고기는 키친타월로 핏물을 제거한 뒤 양념에 재우고, 무는 나박썰고, 쪽파는 4cm 길이로 썬다. 양파는 채썰고, 홍고추는 먹기 좋은 크기로 썬다. 표고버섯과 애느타리버섯, 팽이버섯은 먹기 좋게 찢어 준비한다. 당면은 물에 불려 놓는다.
3. 볼에 고춧가루, 고추장, 간장, 다진 마늘, 참기름, 소금을 넣고 양념장을 만들어 놓는다.
4. 냄비에 모든 재료를 가지런히 담은 다음 육수를 부어 끓이고 소금으로 간한다.

TIP
- 표고버섯은 마른 버섯이 맛과 향이 더 좋다.
- 양념장은 기호에 따라 매운맛을 원하면 넣어 끓인다.

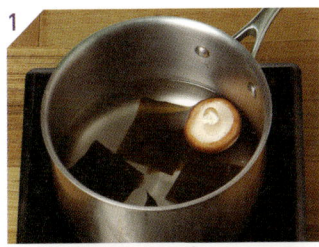
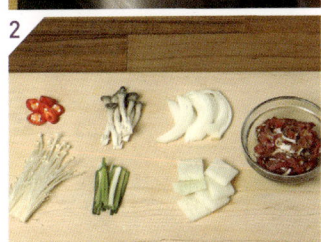
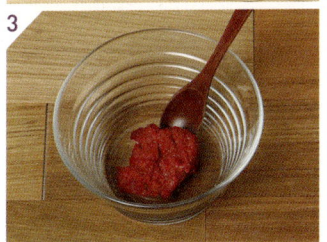
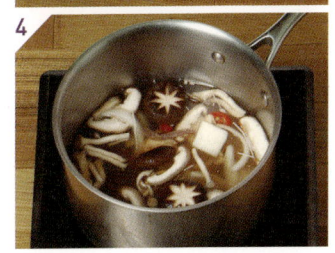

말린 표고버섯
철분은 빈혈예방 효과가 있고, 에리타데닌(eritadenine)이라는 성분은 콜레스테롤을 감소시켜 심장병과 뇌졸중의 위험을 감소시킨다. 렌티난(lentinan)은 면역력을 증가시키며 그 외 항혈전 효과와 항암 성분도 가지고 있다.

사계절

RECIPE
11
견과류
단호박찜

열량(kcal)	탄수화물(g)	단백질(g)	지방(g)
232	21	8.8	14.8

READY 1인분
단호박 60g, 견과류(해바라기씨, 호두, 건포도, 잣, 아몬드) 30g, 꿀(잡화꿀) 15g

HOW TO MAKE
1. 단호박의 겉면을 깨끗이 닦고 반으로 자른 다음 칼이나 수저로 속을 파낸다.
2. 견과류와 꿀을 골고루 잘 섞어 속을 만든 후 호박 안에 버무린 견과류를 꼼꼼히 넣는다.
3. 준비된 호박은 김이 오른 찜기에 넣어 15분 가량 쪄낸 후 상에 내기 전에 먹기 좋은 크기로 잘라 낸다.

TIP
- 오븐에서 구울 경우에는 단호박의 겉면이 타지 않도록 호일로 단호박을 감싼 후 220~250℃로 예열된 오븐에서 20~25분 가량 굽는다.

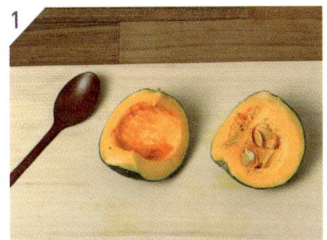

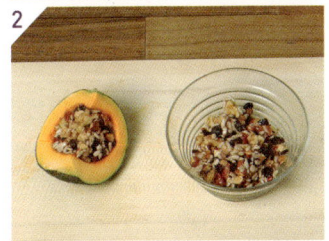

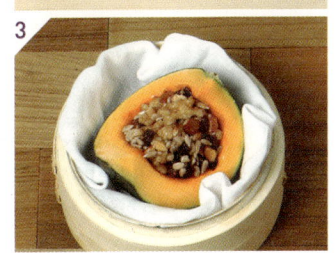

견과류(해바라기씨, 호두, 건포도, 잣, 아몬드)
불포화지방산인 올레산(oleic acid), 팔미톨산(palmitoleic acid), 오메가-3, 비타민 B 복합군, 비타민 E 같은 항산화 효과가 높은 성분들을 가지고 있어 동맥경화 위험을 낮추고, 체중조절 효과가 있으며 치매를 예방해준다.

사계절

RECIPE
12

연어샐러드와
레드와인

열량(kcal)	탄수화물(g)	단백질(g)	지방(g)
181	4	20	9

READY 1인분
훈제연어 80g, 베이비채소 30g, 적양파 15g, 적무순 5g, 레드와인
오리엔탈 드레싱 간장 5ml, 올리브오일 5ml, 식초 7ml, 설탕 5g, 미림 1g, 레몬즙 3ml, 참깨 약간

HOW TO MAKE
1 적양파는 채썰어 준비하고, 베이비채소와 적무순은 차가운 물에 담가둔다.
2 훈제연어는 얇게 썰어 꽃 모양으로 돌돌 말아둔다.
3 볼에 드레싱 재료를 넣고 섞어 오리엔탈 드레싱을 만든다.
4 그릇에 연어와 샐러드채소를 가지런히 담고, 드레싱과 레드와인을 함께 곁들인다.

TIP
- 맛있는 레드와인의 적정 온도는 15~18℃이며 화이트와인의 경우 8~10℃이다.
- 와인 보관 시 온도는 7~13℃가 가장 적당하며 햇볕이 없는 곳에 눕혀서 보관하는 것이 좋다.
- 오리엔탈 드레싱은 간장과 오일이 분리될 수 있으니 먹기 직전 섞고, 드레싱에 들어가는 간장은 살짝 끓인 후 식혀 사용하면 더욱 맛있는 드레싱을 만들 수 있다.

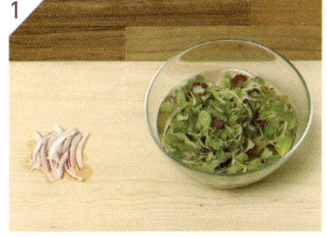
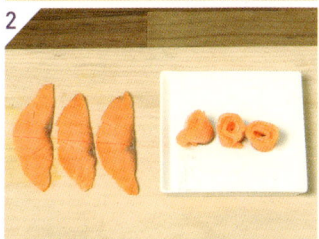
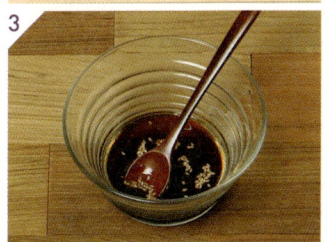
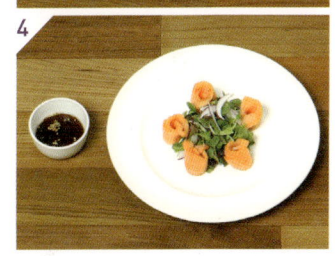

레드와인
레드와인의 주요 유효 성분인 레스베라트롤(resveratrol)은 폴리페놀의 한 종류로서 항산화 효소인 SOD와 카탈라제(catalase)의 생성을 촉진하고 염증을 악화시키는 물질인 사이토카인의 활성을 억제한다. 이렇게 강력한 항산화 효과와 항염증 작용으로 LDL 콜레스테롤 수치를 낮추고 심혈관 질환을 예방해준다. 또한 레스베라트롤에는 아밀로이드 단백을 제거하는 능력이 있어 인지기능을 향상시키고 알츠하이머병을 예방한다. 그 밖에도 혈당 조절과 항암 작용, 비만 예방에도 탁월한 효과를 보인다.

메뉴기획	(주)아워홈 FS 사업부 마케팅팀
메뉴조리	(주)아워홈 박향래, 김대영, 위도환
메뉴촬영	(주)아워홈 김용일
식기협찬	도자기숲 070-4192-7952 / www.dojagisoop.com
	도자기앤 055-264-9545 / www.dojagianne.com
	부엉이레시피 070-4177-1006 / www.owlsrecipe.com
	패뷸러스테이블 031-263-0399 / www.fabuloustable.co.kr

치매, 음식이 답이다

초판 1쇄 발행 2014년 6월 27일
초판 4쇄 발행 2020년 3월 1일

지은이 한설희, (주)아워홈
펴낸이 김영조
콘텐츠기획팀 권지숙, 정보영, 김유진
디자인팀 왕윤경
마케팅팀 이유섭, 박혜린
경영지원 정은진
외부스태프 디자인 design group ALL
펴낸곳 싸이프레스
주소 서울시 마포구 양화로7길 4-13(서교동 392-31) 302호
전화 02-335-0385/0399
팩스 02-335-0397
이메일 cypressbook1@naver.com
홈페이지 www.cypressbook.co.kr
블로그 blog.naver.com/cypressbook1
포스트 post.naver.com/cypressbook1
인스타그램 @cypress_book
출판등록 2009년 11월 3일 제2010-000105호

ISBN 978-89-97125-49-4 13510

· 이 책은 저작권법에 따라 보호를 받는 저작물이므로 무단 전재 및 무단 복제를 금합니다.
· 책값은 뒤표지에 있습니다.
· 파본은 구입하신 곳에서 교환해 드립니다.
· 싸이프레스는 여러분의 소중한 원고를 기다립니다.

이 도서의 국립중앙도서관 출판시도서목록(CIP)은 e-CIP홈페이지(http://www.nl.go.kr/cip.php)와 국가자료공동목록시스템(http://www.nl.go.kr/kolisnet)에서 이용하실 수 있습니다.(CIP 제어번호 : 2014017969)

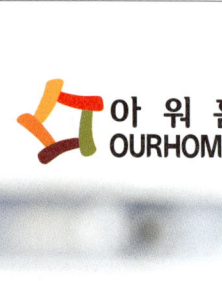
아워홈 OURHOME

FS 사업
하루 100만식을
공급하는
국내 푸드서비스
사업의 리더

식재 사업
30년의 역사를
바탕으로 한 독보적인
노하우와 기술력

외식 사업
국내 최신 트렌드를
이끄는 아워홈의
다양한 파워브랜드

식품 사업
2000여 개
가정편의식 출시
2015 연 매출
5천억원 목표

30년
'맛'이라는 한 길을 걷다

정성이 요리가 되고, 요리가 노하우가 되고, 노하우가 곧 장인을 만듭니다.
외식, 푸드서비스, 식품, 식재 사업을 통해
30년간 쌓아온 대한민국 최고의 노하우.
손맛이 느껴지는 감동의 레스토랑,
급식의 한계를 넘어선 집 밥 같은 푸드서비스,
엄마의 정성을 대신하는 가정편의식까지,
아워홈이 걸어온 길이 바로 대한민국 푸드 사업의 역사이며 기록입니다.

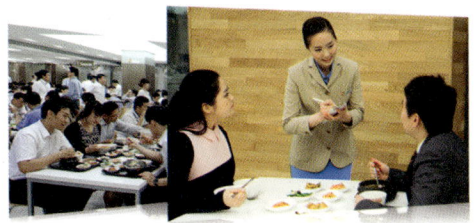

FS사업

- 국내 푸드서비스 1위로, 1,000여 개 급식업장에 일 100만식 제공
- 국내 최초 일본 푸드서비스 전문업체 그린하우스 기술제휴로 선진 기술 도입
- 15,000여 가지의 다양한 메뉴와 200여가지 이벤트로 고객맞춤 식사제공
- 직원 식당 외 카페, 편의점, 골프장, 연회 서비스 등 다양한 서비스 제공
- 업계 최초 2010년 중국 급식 시작으로 해외 시장 진출

식재사업

- 급식/외식 전국 2,000여 곳 식재 공급
- 연매출 1조원의 Buying Power와 글로벌소싱, 비딩, 산지거래 등 다양한 구매 기법으로 합리적인 가격으로 고품질 식재 구매
- 업계 최대 11개 물류센터에서 전국 어디든 1시간 내 배송하는 신속한 유통시스템 구축
- B2B 전문 브랜드 [행복한 맛남] 상품 1,200여 개 보유 등 고객의 요구에 최적화된 맞춤 상품 공급
- 선진화된 운영 시스템으로 메뉴, 조리, 위생, 서비스 등 운영컨설팅 제공

   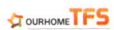

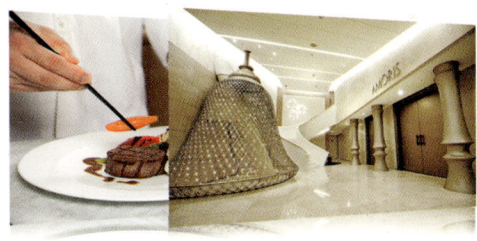

외식사업

- 전문쉐프의 고품격 메뉴와 차별화된 서비스를 제공하는 high society를 위한 프리미엄 다이닝 운영
- 국내 웨딩트렌드를 선도하는 품격 높은 웨딩&컨벤션 브랜드 '아모리스'
- 2001년 일식 돈카스 브랜드 '사보텐'을 시작으로 6개의 캐주얼 다이닝 브랜드 운영
- 2008년 국내 최초 프리미엄 푸드코트 시장 개척, 컨세션 사업 국내 1위

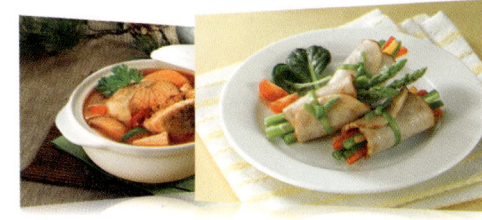

식품사업

- 전문요리사의 손맛을 가정에서 간편하게 즐길 수 있는 프리미엄 식품브랜드 [아워홈, 손수] 운영
- 2007년 부터 HMR(Home Meal Replacement, 가정편의식)을 대표하는 2000여 종이상의 상품군 (국, 탕, 찌개, 즉석요리류)과 면, 어묵, 냉장햄, 조리냉동, 소스, 떡, 베이커리, 조미김 등 다양한 카테고리의 상품을 운영
- 선진화된 위생안전시스템과 식품R&D시스템으로 식품을 개발, OEM이 아닌 자체공장에서 생산
- B2B 전문 브랜드 [행복한 맛남] 상품 1,200여 개 보유 등 고객의 요구에 최적화된 맞춤 상품 공급
- [손수]브랜드 '11년 여성 소비자가 뽑은 품질만족 대상' 수상

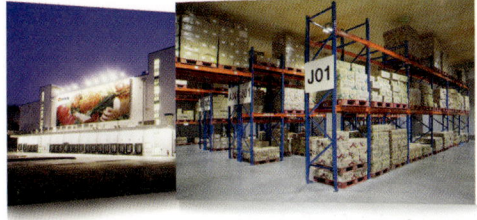

3PL사업

- 11개 물류센터와 450대의 냉장/냉동 차량 등 전국적인 물류 Infra 및 식자재 유통에 최적화된 물류시스템을 활용한 저비용 고효율 물류서비스
- 고객(이랜드파크 등)의 모든 물류업무 대행을 통해 핵심업무에 집중할 수 있도록 지원해 드리는 종합물류대행서비스
- 냉동/냉장/상온 자동화 창고 및 보세창고를 활용한 수입/통관 및 국내 유통서비스
- 중소 유통점 및 케이터링 사업확장을 지원하기 위한 창고임대 및 수/배송대행 서비스

3PL이란?
외주기업이 고객서비스 향상 및 물류비용 절감 등을 목적으로 포장, 운송(수/배송), 하역, 유통가공 및 물류정보 처리 등의 물류활동의 전부 또는 일부를 외부의 제 3자에게 위탁하는 것을 말합니다.

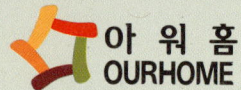

불용성 단백질이 전혀없는 글루텐프리 파스타, 들어보셨나요?

밀가루 속에 들어있는 소화를 방해하고 알러지를 유발하는 불용성단백질인 글루텐, 이미 해외에선 글루텐프리 파스타가 대세래요

밀가루 0%라야 글루텐프리
아워홈 쌀파스타

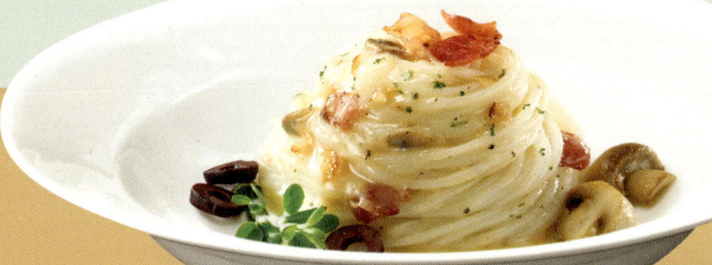

삶지 않고, 1분 20초면 요리끝

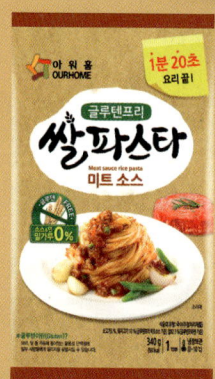
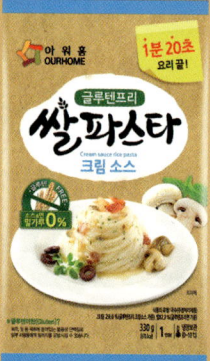
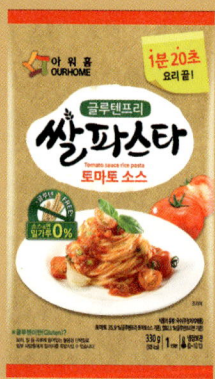

쌀 파스타의 맛있는 반전

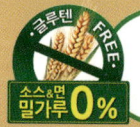

불용성단백질 없는 글루텐프리란?
밀가루를 찰지게 하는 성분이며, 민감한 사람에게는 알러지, 소화기능 장애를 일으킬 수 있는 글루텐, 이런 글루텐이 없는 글루텐프리가 새로운 웰빙식품의 기준